便秘をもっと知るために
Q&A

監修／平塚胃腸病院（グループ）理事長
平塚秀雄

ライフサイエンス出版

はじめに

　便秘は，多くの患者さんが訴えるありふれた症状ですが，患者さんの訴えはさまざまで，便秘という言葉はいろいろな状態について使用されています。近年では，ストレス性の便秘や朝食抜き・ダイエットなどのライフスタイルの変化による便秘も増えており，生活習慣の改善も重要になってきました。

　多くの便秘薬が市販され使用されていますが，便秘の患者さんがいちばん注意しなければならないことは，大腸がんなどの重大な疾患を見逃さないことです。そのためには，便秘に対する正しい知識を身につけ，適切な診察を受ける必要があります。本書は患者さんと医療従事者がともに利用できるQ&A方式によって，便秘についてわかりやすく解説することを心がけました。

　本書が，多くの方を悩ませている不満足な排便習慣の改善に役立ち，また医療に従事する方々の日常診療の一助となれば幸いです。

　　　　　　　　　　　平塚胃腸病院（グループ）理事長　平塚　秀雄

目 次

1 排便のメカニズムと便秘

Q1 食物の摂取から消化、吸収、排泄までのメカニズムはどのようになっているのですか ……………………………………………………… 9
Q2 大腸における消化・吸収はどのように行われているのですか ……… 10
Q3 排便はどのようなメカニズムで行われているのですか ……………… 11
Q4 大腸では、どのような運動が行われているのですか ………………… 12
Q5 胃・結腸反射とは、どのような機序で起こるのですか ……………… 14
Q6 大腸の神経支配はどのようになっているのですか …………………… 15
Q7 腸内細菌の役割について教えてください ……………………………… 16
Q8 腸内細菌のバランスを整える良い方法を教えてください …………… 17
Q9 正常な便とはどのような便ですか ……………………………………… 18
Q10 便の組成について教えてください ……………………………………… 19
Q11 便の性状(量、色、臭い)を観察する上でのポイントを教えてください …… 20
Q12 便の成分のなかでとくに気をつけなくてはならない成分は何ですか …… 22
Q13 便秘中、おならが頻繁にでますがどうしてですか …………………… 23

2 便秘の種類

Q14 便秘の定義を教えてください …………………………………………… 25
Q15 便秘の分類を教えてください …………………………………………… 26
Q16 便秘の原因となる病気にはどのようなものがありますか …………… 27
Q17 器質性便秘とはどのような便秘ですか ………………………………… 28
Q18 先天性巨大結腸症(Hirschsprung病)とはどのような病気ですか …… 29
Q19 結腸過長症による便秘とはどのような便秘ですか …………………… 30
Q20 特発性巨大結腸症による便秘とはどのような便秘ですか …………… 31
Q21 大腸憩室による便秘とはどのような便秘ですか ……………………… 32
Q22 腸管癒着による便秘とはどのような便秘ですか ……………………… 33
Q23 クローン病による便秘とはどのような便秘ですか …………………… 34

Q 24	婦人病による便秘とはどのような便秘ですか	35
Q 25	痔による便秘とはどのような便秘ですか	36
Q 26	一過性便秘とはどのような便秘ですか	37
Q 27	常習性便秘とはどのような便秘ですか	38
Q 28	直腸性便秘とはどのような便秘ですか	39
Q 29	結腸性便秘とはどのような便秘ですか	40
Q 30	痙攣性便秘とはどのような便秘ですか	41
Q 31	過敏性腸症候群（IBS：irritable bowel syndrome）とはどのような病気ですか	42
Q 32	旅行に行くと便秘になることが多いですが、それはなぜですか	44
Q 33	薬物性の便秘とはどのような便秘ですか	45
Q 34	下剤を連用するとますます便秘を誘発するといいますが、それはなぜですか	46
Q 35	高齢になるにしたがって便秘になる人が増えるようですが、その理由を教えてください	48
Q 36	月経の前に便秘になりやすい女性が多いようですが、その理由を教えてください	49
Q 37	妊娠すると便秘になりやすいといわれますが、その理由を教えてください	50
Q 38	女性は男性に比べ便秘が多いといわれていますが、それはなぜですか	51
Q 39	精神科の治療を受けていると便秘になりやすいといわれますが、その理由を教えてください	52
Q 40	循環器疾患をもつ人の便秘管理は、どうしたらよいのですか	53
Q 41	大腸疾患術後に便秘になりやすいといわれますが、その理由を教えてください	54
Q 42	小児の便秘の判断の基準について教えてください	55
Q 43	宿便とはどのような状態のことをいうのですか	56

目 次

3 便秘の診断

- Q 44 慢性便秘の簡単な診断の進め方について教えてください ……………57
- Q 45 慢性便秘の問診による鑑別診断はどのように行われますか ………58
- Q 46 慢性便秘の診断のなかでチェックする身体所見は何ですか ………60
- Q 47 慢性便秘の診断をするなかで問診、身体所見などで診断できない場合、必要に応じて行う臨床検査にはどのようなものがありますか ……61
- Q 48 便秘のなかでも、危険な便秘を見分ける方法はありますか ………62
- Q 49 直腸指診とはどのような検査ですか ……………………………………63
- Q 50 便潜血反応検査とはどのような検査ですか ……………………………64
- Q 51 腹部単純X線検査とはどのような検査ですか …………………………65
- Q 52 注腸X線検査とはどのような検査ですか ………………………………66
- Q 53 内視鏡検査とはどのような検査ですか …………………………………67
- Q 54 自律神経機能検査および心理・性格テストはどのような検査ですか ……68

4 便秘の治療

- Q 55 便秘治療の基本的考え方を教えてください ……………………………69
- Q 56 便秘治療のなかで注意する食生活のポイントを教えてください ……70
- Q 57 生活改善のポイントを教えて下さい ……………………………………71
- Q 58 薬物療法を受けるうえで注意するポイントを教えてください ………72
- Q 59 どのような場合に外科的治療を考えるべきですか ……………………73
- Q 60 高齢者・長期臥床者の治療上のポイントを教えてください …………74
- Q 61 妊産婦の便秘患者の治療で注意するポイントを教えてください ……75

5 下 剤

- Q 62 おもな下剤の分類について教えてください ……………………………76
- Q 63 刺激性下剤の作用機序とおもな薬剤について教えてください ………78

Q 64 機械的下剤の作用機序とおもな薬剤を教えてください ……………… 80
Q 65 下剤の正しい使い方について教えてください ……………………… 82
Q 66 下剤の依存状態の解消法について教えてください ………………… 83
Q 67 用量の調節がしやすい下剤について教えてください ……………… 84
Q 68 おもな下剤の注意すべき副作用について教えてください ………… 86
Q 69 浣腸をあまりやりすぎないようにといわれますが ………………… 87

6 便秘と食生活

Q 70 便秘のときに食物繊維を多く摂ったほうがよいとよくいわれますが、
　　　どうしてですか ……………………………………………………… 88
Q 71 食物繊維にはどのようなものがありますか ………………………… 89
Q 72 1日にどのくらいの食物繊維を摂ればよいのですか ……………… 90
Q 73 果物も便秘によいといわれていますが、どうしてですか ………… 92
Q 74 便秘に対するビタミンの効用について教えてください …………… 93
Q 75 脂肪の便秘に対する効用について教えてください ………………… 94
Q 76 便秘には少しでも多くの水分摂取をとすすめられますが、
　　　どうしてですか ……………………………………………………… 95
Q 77 冷たい牛乳や炭酸飲料が便秘によいと聞きますが、
　　　どうしてですか ……………………………………………………… 96
Q 78 牛乳を飲めない人は、どうしたらよいのですか …………………… 97
Q 79 痙攣性便秘の人は刺激物を避けるようにといわれますが、
　　　どうしてですか ……………………………………………………… 98
Q 80 ダイエットをしている場合の便秘対策について教えてください … 99
Q 81 不規則な食生活が便秘を促すということをよく聞きますが、
　　　その理由を教えてください ………………………………………… 100
Q 82 朝食後、必ずトイレに行くようにといわれますがどうしてですか … 101
Q 83 便意を起こさせるよい方法について教えてください ……………… 102

1 排便のメカニズムと便秘

Q1 食物の摂取から消化、吸収、排泄までのメカニズムはどのようになっているのですか

　口から入った食べ物は、体内で消化・吸収され、最後に残ったものが便となって、肛門から体外に排泄されます。口から肛門までの道のりはおよそ9mといわれており、消化器系のさまざまな臓器の働きによって便になります。

　口から入った食べ物は、食道→胃→十二指腸→小腸→盲腸→結腸→直腸の順に消化・吸収され、最後に残ったものが便となって、肛門から排泄されます。

　それぞれの臓器における役割を簡単に説明します。

口	食べ物をかみ砕き、唾液と混ぜあわせます。唾液に含まれる消化酵素により、でんぷんの一部が消化されます。
食道	食べ物は口から咽頭を経て食道に入り、胃に送られます。
胃	ペプシンを含んだ胃液と混ざりあい攪拌されて、食べ物は粥状に消化されます。
十二指腸	胆汁と膵液の働きで、栄養素の大半が吸収されやすい形に分解されます。
小腸	ほとんどの栄養素と水分の一部は、小腸を通過する間に徐々に吸収されます。 この残った残渣が便の材料になります。
大腸	大腸では、さらに分解・発酵などの過程を経ることにより、最終的に便をつくり、ある程度蓄えられると、排泄されます。

Q2 大腸における消化・吸収はどのように行われているのですか

　大腸に送られてきた食べ物は、その9割が水分なので、どろどろの状態になっています。これが大腸を通過する間に、少しずつ水分が吸収されていきます。残った未消化の食べ物には、古くなって剥がれ落ちた腸の粘膜、腸内細菌の死骸などが加わり、だんだん固まって、便になっていきます。

　食べ物が便となって排泄されるまでには、大腸に住みついている100兆個もの腸内細菌が日夜、分裂、増殖、死滅を繰り返しながら、大腸内容物を8～14時間かけて発酵させていきます。

　このように口から入った食べ物が、直腸に到達し、ある程度の量になると便意が起こり、最後には肛門から排泄されていきます。

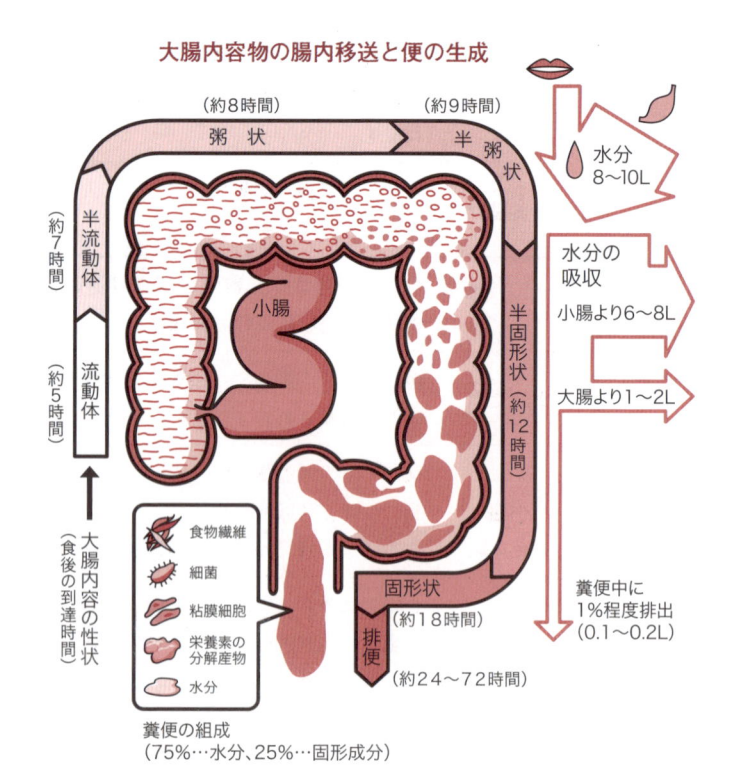

大腸内容物の腸内移送と便の生成

大腸内容の性状（食後の到達時間）
- 粥状（約8時間）
- 半粥状（約9時間）
- 半流動体（約7時間）
- 流動体（約5時間）
- 半固形状（約12時間）
- 固形状（約18時間）
- 排便（約24～72時間）

小腸

水分 8～10L
水分の吸収
　小腸より6～8L
　大腸より1～2L
糞便中に1%程度排出（0.1～0.2L）

凡例：食物繊維／細菌／粘膜細胞／栄養素の分解産物／水分

糞便の組成
（75%…水分、25%…固形成分）

Q3 排便はどのようなメカニズムで行われているのですか

　口から 9 m の道のりを歩んできた内容物は、最終的に直腸に送られ、直腸壁を伸展させ、直腸壁内圧が 30〜50 mmHg くらいに高まることにより排便反射が起こり、肛門括約筋が弛緩して排便が始まります。正常人では、直腸の内容が 150〜200 mL になると、内圧は 50 mmHg に達するといわれています。

　肛門は、意志とは無関係に働く不随意筋（平滑筋である内層の輪状筋と、外層の縦走筋で構成される 2.5〜3.0 cm の内肛門括約筋）と意志によって働く随意筋（横紋筋からなる外肛門括約筋）によって二重に制御され、むやみに糞便が漏れないようになっています。

　糞便が直腸に溜まって内圧が一定以上になると、大脳に刺激が伝わり、排便反射によって便意が起こります。この反射で内肛門括約筋は開きますが、トイレに行って排便の体勢をとるまでは外肛門括約筋の力で排便する行為は堪えられます。そして、"排便するぞ" という意志のもと、いきみと、腹圧も手伝って糞便が押し出され、肛門を開いて排便することになります。

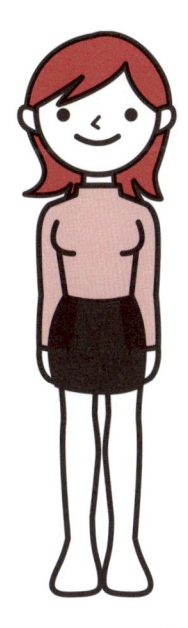

Q4 大腸では、どのような運動が行われているのですか

　大腸に入った食事内容は、蠕動運動、分節運動、振子運動などの大腸の基本運動によって運ばれていきます。

　蠕動運動は、主として消化管の輪状筋が収縮して、そのくびれが口側から肛門側へむかって移動するような、内容物を移動させる運動（歯磨き粉のチューブをしごくような運動）で、盲腸から上行結腸にかけては逆になるような逆蠕動もあり、少しずつ内容物が押し上げられます。また、蠕動運動が内容物を移動させる運動であるのに対し、内容物を混和する運動として、分節運動、振子運動があります。

　分節運動は、輪状筋がある間隔を置いて収縮しいくつかのくびれをつくり、収縮輪と収縮輪の膨らんだ部分が交互に膨らんだり縮んだりする運動（歯磨き粉のチューブのあちこちを抑えるような運動）で、これにより内容物と消化液が混和されます。

　振子運動は、分節運動と同じく、腸内容物を粉砕し、混和する運動です。分節運動が輪状筋であるのに対し、振子運動は縦状筋の運動ですが、その運動はヒトでは明瞭でないといわれています。

　このように、大腸の運動によって内容物は混和されつつ移動し、徐々に水分が吸収され、12〜24時間かけてS状結腸まで運ばれると、いったんここに留まり固形化されます。

　横行結腸以下の蠕動運動は1日に1、2回しか行われません。この運動は、横行結腸からS状結腸内に留まった腸管内容物を一気に直腸へ押し出す運動で、これを大（総）蠕動といい、食事を摂取することがきっかけとなり（胃・結腸反射）、とくに朝食後に顕著に起こりやすいといわれています。

大腸の運動機能

蠕動運動

収縮輪
口側　肛門側
輪状筋の弛緩

輪状筋の肛門側への移動

分節運動

弛緩
収縮
弛緩

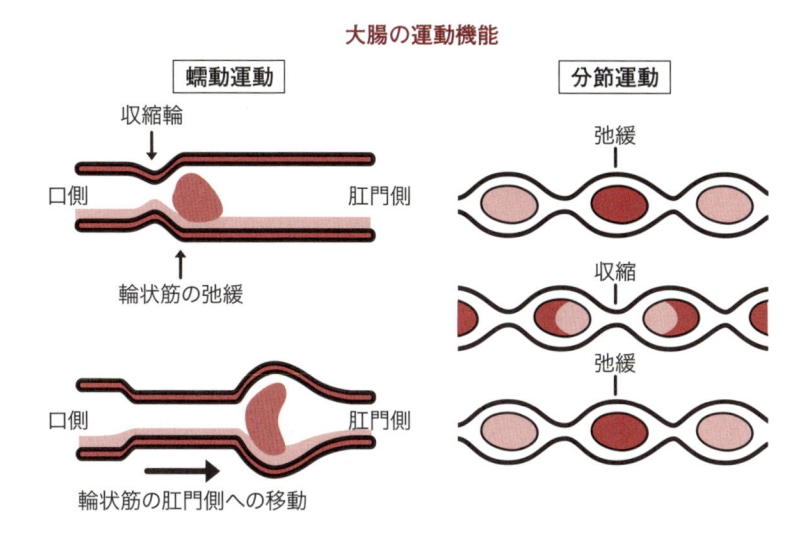

こんにゃくは体の砂払い

　こんにゃくを食べると身体の中に貯まっている砂を払ってくれるという俗説です。こんにゃくは成分のほとんどが水というノンカロリー食品ですが，整腸作用があり便秘改善に効果があります。こんにゃくをたくさん食べると便が良く出るためこういわれるようになったと考えられます。砂というより大腸の便のもとをかきとって排泄してくれるありがたい食品です。

Q5 胃・結腸反射とは、どのような機序で起こるのですか

　排便を起こすしくみで、食事がきっかけとなって起こります。
　食べ物が胃の中に入ってきて胃が膨らむと、胃から大腸に信号が送られます。すると大腸が反射的に収縮し、便を直腸に送り出そうとします。つまり、食事を摂ることが便意を起こすきっかけとなるのです。
　この胃・結腸反射は、とくに朝食後に強く起こります。というのも、胃が空っぽでかつ、就寝中には体の機能、すなわち大腸の運動もゆるやかになっているところに、食べ物が急にお腹に入ってくると、これが強い刺激となって、信号が大腸に送られるからです。

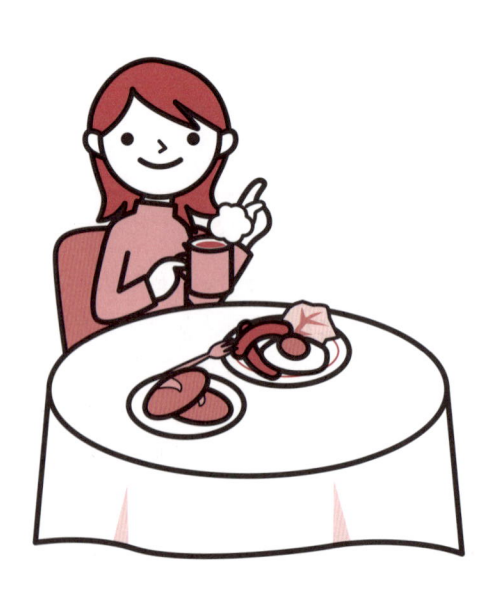

Q6 大腸の神経支配はどのようになっているのですか

　消化器系の神経支配は、外来性の自律神経系（交感神経、副交感神経）による二重支配に加え、独立した内在性の壁在神経系によって司られています。

　腸管については、盲腸から結腸の右 1/3 の部分（Cannon-Bohm 点）までの部分は、交感神経としての内臓神経と、副交感神経としての迷走神経が支配しています。一方、これより肛門側は、交感神経としての下腹神経と、副交感神経としての骨盤神経が支配しています。腸管はこのように交感神経と副交感神経の二重支配によって司られており、その運動は、交感神経によって抑制的に、副交感神経によって亢進的に働き、とくに副交感神経の影響が大きいといわれています。そして、大蠕動（胃・結腸反射）によって直腸に糞便が貯まると、直腸壁に分布している骨盤神経を経て興奮が脊髄、大脳へ伝えられて便意が起こります。

　これらの中枢神経系とは別に、粘膜を何らかの形で刺激することにより、消化管運動を起こさせることもできます。これは腸管の粘膜下組織に存在し、マイスネル神経叢（粘膜下にあり消化管壁などに加わる刺激を感知する）およびアウエルバッハ神経叢（腸管の輪状筋と縦状筋の筋層間にある）の神経系が介することによります。これらの壁在神経系は、互いに連絡しつつ、平滑筋ならびに消化管ホルモン分泌細胞を支配し、自律神経系とは独立して腸管を支配しています。

Q7 腸内細菌の役割について教えてください

　人間の腸内には、約100種類、100兆個、重さにして1～1.5 kgもの細菌が、まるで苔が生えているかのように腸壁にくっつき住みついています。この膨大な数の腸内細菌は、増減しながら、私たちが生きている限りともに生き続け、腸内環境にさまざまな影響を与えていきます。そのなかで、とくに便秘と下痢に関係の深いものが、ウェルシュ菌とビフィズス菌です。

　ウェルシュ菌は有害物質を作り出すので悪玉菌といわれ、ビフィズス菌は有害物質の生成を抑えて分解するので、善玉菌と呼ばれています。

　悪玉菌の代表のウェルシュ菌は、私たちが取り入れた栄養素を腐敗物質（インドール、フェノール、アンモニア、硫化水素、アミンなど）に作りかえてしまいます。これらの物質は、大便やおならの悪臭の元凶で、ウェルシュ菌によって蛋白質が分解されてできた産物です。便秘で便が出なくなると、ウェルシュ菌は増殖し、腐敗物質を増産する結果、腸内には毒素が蔓延して、過敏性腸症候群を起こしたり、発がん物質を作るといわれています。このほか、悪玉菌の代表的なものには、ブドウ球菌や大腸菌などがあります。

　善玉菌の代表格として、ビフィズス菌があります。これは、悪玉菌の増殖を抑える働きをし、悪玉菌が作り出す有害物質を分解し、腸内をきれいにします。

　このビフィズス菌には、
・病原菌の感染を防ぐ
・腸内の腐敗を抑える
・ビタミンB群を作る
・腸の蠕動運動を促し便秘を防ぐ
・下痢の予防・治療に効果がある
・免疫力を高める
・発がん物質の生成を抑える

などの作用があり、われわれの腸内環境を整えています。

Q8 腸内細菌のバランスを整える良い方法を教えてください

　ビフィズス菌に代表される善玉菌には、悪玉菌の増殖を抑える働きがあります。そして年をとるにつれ悪玉菌が増え、逆に善玉菌は減っていきます。
　一般に健康体であれば、善玉菌が優勢で悪玉菌が劣勢です。このバランスを崩す原因には、ストレス、食事の変化、過労、抗生物質の服用などの影響が考えられます。
　この腸内細菌のバランスを保つには、食物繊維の多い食品をとり、ビフィズス菌や乳酸桿菌（善玉菌）を多く含む飲み物やヨーグルトを食べるのも一つの方法です。また、梅干にはビフィズス菌を増やす働きや、腸の蠕動運動を促す作用があり、かつ、下痢にもよいので、毎日の食生活に取り入れたい食品の一つとして考えられています。

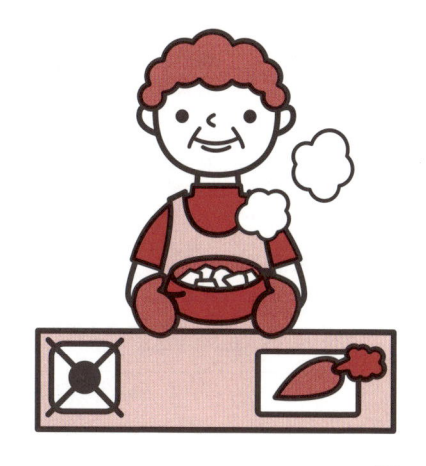

Q9 正常な便とはどのような便ですか

　食事の内容などによって多少異なりますが、健康的な便というのは、一般に水分の割合が70〜80%くらいで、練り歯磨きのような半練り状、あるいはバナナ状をしています。色は茶色系で、量としてはバナナ位の大きさのものが、毎日1〜2本排泄されれば理想的です。一方、水のような便や泥状の便、あるいは小石のようなカチカチコロコロ便は、ちょっと注意が必要です。前者は下痢、後者は便秘です。

　この場合は、さらにじっくり色を観察し、茶色系の便であれば心配ないことが多いですが、灰白色系や黒色系、赤色系の場合は、病気の可能性もあるので、早めに専門医を受診してください。

便の形状と色からわかること

色＼形状	水様状	泥状	半練り状	バナナ状	カチコロ状
茶色系	下痢（暴飲暴食）	過敏性腸症候群（神経性下痢）	健康	健康	便秘（機能性）
灰白色系	腸結核　膵臓癌	膵臓の病気　脂肪の消化不良（悪臭を伴う）	肝臓の病気　胆石症、胆道癌（黄疸を伴う）		便秘（バリウム）
緑色系	食中毒　急性腸炎	溶血性黄疸　緑色野菜や薬品などによる着色	健康		便秘（色素着色）
黒色系	食道・胃・十二指腸・小腸からの出血（タール便）（胃・十二指腸潰瘍・胃癌・腸癌・造血剤の服用）				便秘（出血、薬の色）
赤色系	赤痢、コレラ、食中毒　潰瘍性大腸炎、大腸がん	大腸がん、潰瘍性大腸炎、その他の大腸炎		直腸がん、痔	

（平塚秀雄・松村百合子「便秘・下痢に悩む人の食事」による）

Q10 便の組成について教えてください

　日本人が排泄している1日の便の量は、平均で150gぐらいといわれています。そのうちの70〜80％が水分で、残りの20〜30％が固形成分で、食物残渣、腸内細菌の死骸、脂肪および腸管細胞の脱落壊死物質などが含まれています。

健常成人の糞便の組成（1日量）

固形成分
20〜30％
腸内細菌
食物残渣
脂肪
その他

全量
150g

水分
70〜80％

Q11 便の性状（量、色、臭い）を観察する上でのポイントを教えてください

それぞれのチェックポイントを説明します。

量

便の形、硬さ、太さをすべて総合して便の量を考えます。

便の形は、便に含まれる水分量によって決まり、健康な成人のもっともよい便では、糞便量として約70〜80％の水分量をもち、形状として半固形で軟らかく、バナナ状のものがよいといわれています。そして、これが1日に1〜2本くらい排泄されれば良好といわれています。また、水分量がこれより少なくなると硬便（兎糞状のコロコロ便）となり、排便時にいきんだりして苦痛を伴います。その反対に、水分の吸収不良、腸管の運動亢進および分泌亢進があればその程度に応じて水分量が増え、軟便さらには水様便（下痢便）となります。

色

便の色は、ビリルビンが腸内細菌によって還元されるために生じ、通常の場合は黄褐色となります。また、内容物の通過時間、摂取する食事内容、そして疾患や服用している薬剤も影響します。一般に腸内での停滞時間が長いほど色は濃くなります。

食事との関連では、肉食が多いと便の色は黒褐色に傾きます。

疾患との関連では、上部消化管の出血などの病変や鉄剤の服用により黒色便となり、大量出血ではタール状になります。閉塞性黄疸では灰白色、溶血性黄疸ではウロビリノーゲンの増量により濃褐色を呈します。また、脂肪の吸収不良を起こす疾患で、1日5g以上の脂肪が便中に排泄されると脂肪便になります。

薬剤との関連では、下剤の大黄末、センナなどでは便は黄色になり、止瀉薬のビスマス剤、貧血剤の鉄剤では黒色となります。下剤のフェノバリンでは赤色を呈し、抗結核剤のリファンピシン、リマクタンでは赤色から赤褐色に、また造影剤であるバリウムでは便は白色を呈します。

臭い

　普通、便臭は、トリプトファンの分解産物であるインドール、スカトールが主体です。大量の肉食では、硫化水素、メチルメルカプタンなどによる腐敗臭が強く、大量のでんぷんを摂ると発酵により酸臭が強くなります。病的なものでは、赤痢の精液臭、出血や膵炎、結腸癌の腐敗臭、脂肪の消化不良や糖質の異常発酵による酸臭など、一度体験すれば忘れられないほど独特の臭いを発します。

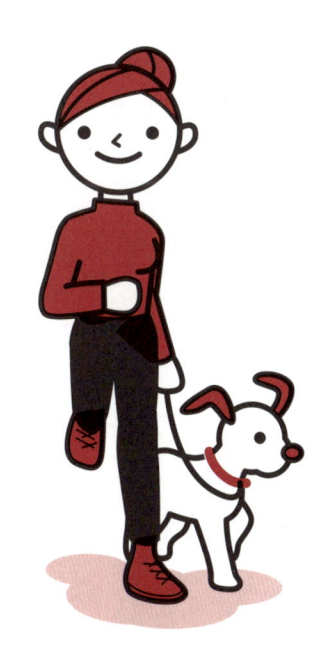

Q12 便の成分のなかでとくに気をつけなくてはならない成分は何ですか

　便の成分で、とくに注意しなくてはならない成分には、粘液、膿、血液等があります。

粘液
　健康な人でも少量はみられますが、腸管に炎症があると粘液が大量に排泄されます。小腸の粘液は細かく便中に混じりあっており、大腸の粘液は粗大で、直腸の炎症では便の周囲に膜状に張り付いています。また、下痢便に伴う粘液は透明な固まりとして認められ、粘液の部分を採取培養すると、細菌や原虫といった病原体を検出することもあります。

膿
　上部消化管由来のものは、通過中に消化されるため出現しませんが、潰瘍性大腸炎では粘液膿便を呈することが多くあります。肛門膿瘍では便周囲に膿が付着しています。

血液
　摂取した食物や薬でも血液反応を示しますが、病的には、上部消化管からの多量の出血によりタール様の黒色便となります。少量の場合には肉眼的には観察するのは困難です。また、大腸の出血病変ではピンク色の下痢となり、直腸肛門の出血は血液が便周囲に付着したり、血液下痢便となります。

Q13 便秘中、おならが頻繁にでますがどうしてですか

　鼓腸（こちょう）という状態になっているためです。鼓腸とは腹部にガスが異常に発生し、消化管内にガスが貯留している状態です。
　私たちは、食事や会話をしているときに、ある程度の空気を飲み込んでおり、また、飲食物にもかなりの空気が含まれています。こうした空気は、まず胃袋に入って、一定の内圧を超えると"げっぷ"として、体外に吐き出されます。ところが、"げっぷ"を我慢すると、空気は腸へと降りていき、小腸で吸収され、血液中に拡散し、そして、呼気となって口から出ていきます。つまり息を"ハアハア"吐くことで、自然に排出されているのです。
　しかし、運動量が少ないと呼吸量も少ないため、空気を排出しきれず、その空気が大腸へと運ばれて、"おなら"になりやすいのです。さらに便秘になると、ウェルシュ菌などの悪玉の腸内細菌が増え、腐敗発酵を起こすため、腸内にガスが大量に発生します。
　これを改善するには、運動によって、口から飲み込んだ空気を呼気として吐き出したり、食事と生活習慣を改善して便秘を解消すれば、腸内の悪玉菌の増殖も抑えられ、ガスの発生も抑えられます。

医者いらず

　食品を適切に摂ることで，健康は維持されます。たとえばりんご。「1日1個のりんごで医者いらず」。りんごには数多くの栄養や効能があります。また腸の働きを助けるペクチンは皮をむかずにまるごと食べると多く摂れ，便秘や下痢などに作用します。

　たとえばトマト。「トマトが赤くなると医者が青くなる」。健胃・整腸作用，便秘予防，抗がん，老化予防，二日酔い，さらに脂肪の消化を助け，血液を浄化する働きもあるすぐれものの食べ物です。

　さらには大根。「大根時の医者いらず」。大根は消化吸収を助ける酵素が多く含まれているため，胃に良いといわれています。なかでもジアスターゼという酵素には発がん物質を抑える働きもあり，リグニンという食物繊維には大腸がんを予防する効果や，のどの炎症を抑え，咳を鎮める効果があるとされています。

2　便秘の種類

Q14　便秘の定義を教えてください

　便秘とは、便が大腸内に長時間にわたって滞留し、排便が順調に行われない状態をいいます。健康な人では、1日に1回の有形便が排泄されるのが普通ですが、なかには2～3日に1回の排便習慣の人もいます。この場合、毎日便通がなくてもこれで十分満足のいくようならば（自覚症状として腹部膨満感、食欲不振、全身倦怠感、腹痛、頭痛、めまいなどがない）、便秘とはいえません。また、毎日排便があってもその量が極めて少量で満足のいかないようならば、便秘といえます。

　このように便秘については明確な定義はなく、一般的には3～4日以上便通がないものを便秘といいます。

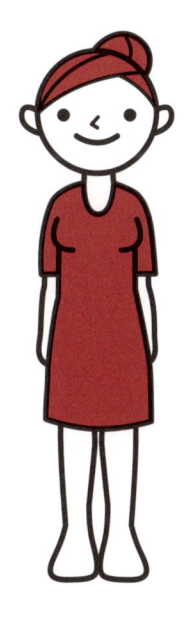

Q15 便秘の分類を教えてください

便秘は、その経過、発症機序、原因などによって分けられ、その分類方法はさまざまです。

発症経過によって急性便秘と慢性便秘に大別されますが、ここでは、便秘の病因別に下記のとおりに分類します。

便秘の病因別分類

・器質性便秘
　先天性
　後天性

・機能性便秘
　一過性便秘
　常習性便秘
　　結腸性便秘（弛緩性便秘）
　　直腸性便秘（習慣性便秘）
　　痙攣性便秘（過敏性腸症候群の便秘型）

・症候性便秘

・薬物性便秘

Q16 便秘の原因となる病気にはどのようなものがありますか

　なんらかの病気や疾患がもとで起こる便秘を症候性便秘あるいは器質性便秘といいます。

　腸閉塞を起こし腸が詰まったり、腸捻転で腸がねじれたりした場合などに起こります。また、大腸癌、大腸ポリープ、腸狭窄、腸管癒着、大腸憩室など、大腸の疾患とともに便秘になることもあります。

　その他、大腸の疾患以外にも、痔、婦人科領域の子宮筋腫や卵巣嚢腫なども腸を圧迫することから、便秘の原因になります。

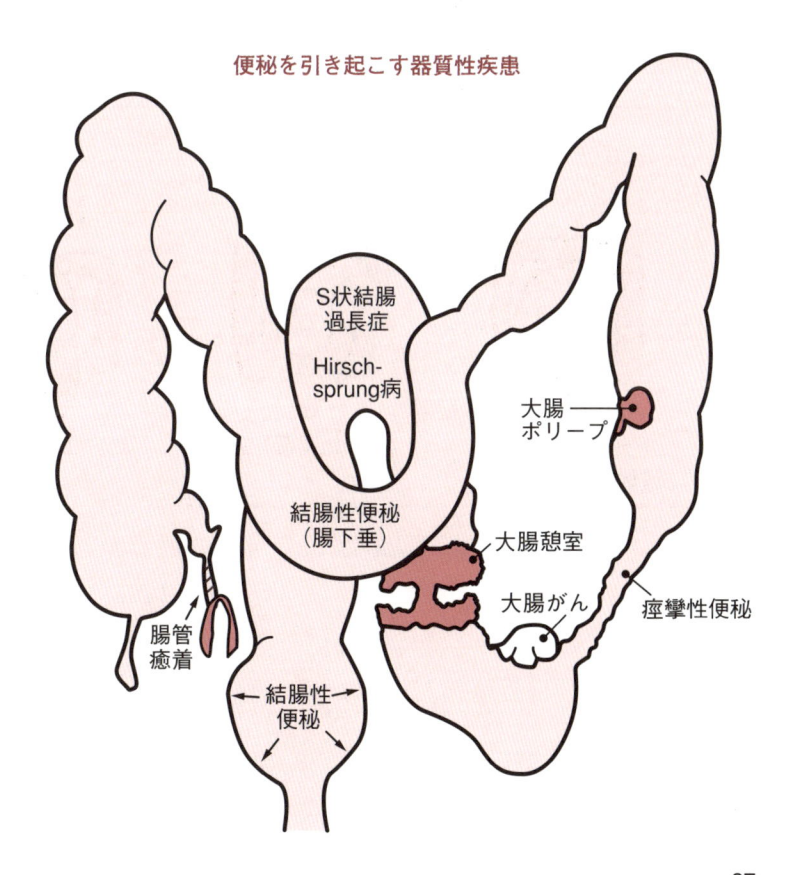

便秘を引き起こす器質性疾患

- S状結腸過長症
- Hirsch-sprung病
- 大腸ポリープ
- 結腸性便秘（腸下垂）
- 大腸憩室
- 腸管癒着
- 大腸がん
- 痙攣性便秘
- 結腸性便秘

Q17 器質性便秘とはどのような便秘ですか

腸管自体の解剖学的異常や器質性異常、あるいは腸管外諸臓器の病変による腸管壁への圧迫や浸潤によって生じる便秘です。

大別すると先天性のものと後天性のものに分けられます。

先天性	巨大結腸症（Hirschsprung病）、S状結腸過長症
後天性	特発性巨大結腸症、 結腸がん、直腸がん、肛門腸管癒着・浸潤、大腸憩室、 腸管外性圧迫

主な器質性便秘

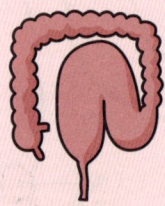

巨大結腸症（Hirschsprung病）　　S状結腸過長症 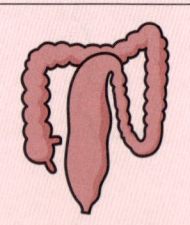　　特発性巨大結腸症

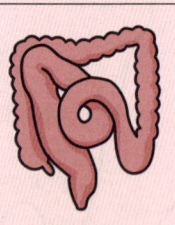

Q18 先天性巨大結腸症（Hirschsprung病）とはどのような病気ですか

　先天的にアウエルバッハ神経叢の欠如ないし減少により、排泄に必要な蠕動運動が起こりにくくなり、腸内に便やガスが停滞し、その結果、下部大腸の通過障害が起こり腸管が拡張して、口側に腸内容の貯留を起こして、結腸が巨大化してしまう疾患です。

　重症の便秘、慢性の腹部膨満、嘔吐、腹鳴などが起こり、また、ガスが充満します。

　臨床的には生後第1日目に自然排便がないことで気がつきますが、月齢が進むにしたがって腹部が膨満します。この病気は、普通小児にみられますが、成人においてもみられることがあります。

　下剤はあまり効かず、浣腸により腐敗臭のある大量の排便をみることもあり、また進行した例では浣腸を行っても困難な状態になります。

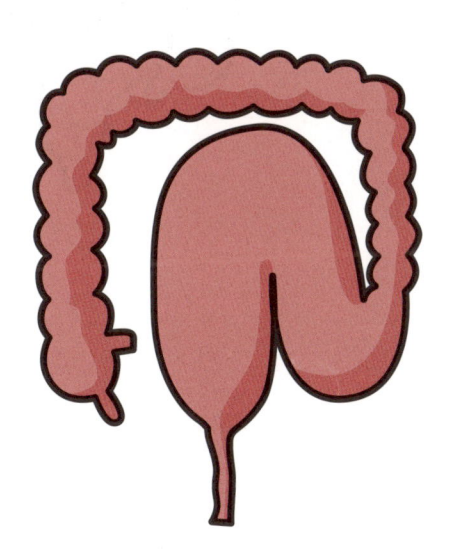

Q19 結腸過長症による便秘とはどのような便秘ですか

　　結腸過長症は先天的に結腸が過度に長いもので、S状結腸が長い場合が多く、移動性のことが多いので、移動性S状結腸過長症と呼ばれ、しばしば合併症として腸捻転がみられます。

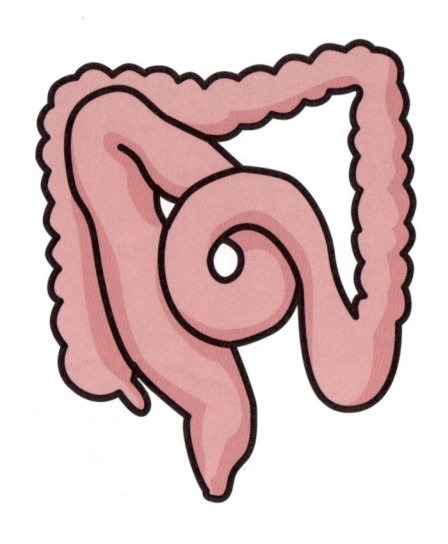

Q20 特発性巨大結腸症による便秘とはどのような便秘ですか

　大腸全体の腸管の運動機能が低下し、収縮機能が弱くなり、便秘を繰り返していくうちに次第に重症になっていく便秘です。その結果、便は長く滞留し、硬く大きくなります。
　診断においては、直腸内の便の貯留を認め、直腸、結腸部の狭窄部位が欠如し、直腸の末端までも拡大していきます。また、この便秘は、女性、高齢者に多く便通は1週間に1度またはそれ以下で、腹痛、腹部膨満感などを伴います。

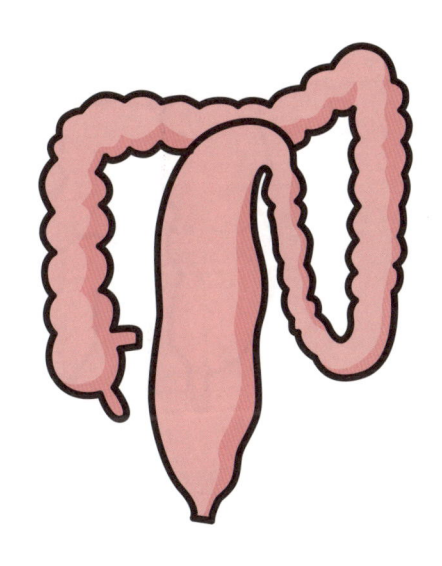

Q21 大腸憩室による便秘とはどのような便秘ですか

　なんらかの原因で、大腸壁の弾力性が失われ、もろくなった部分が腸内の圧力に負けて腸管が袋状になって、ヒラヒラと外側に飛び出し、袋状のくぼみができる病気です。
　憩室に便が溜まると細菌が繁殖し炎症を起こすことがあり、炎症を繰り返していくうちに、この刺激で腸管が狭くなり、便秘を起こします。

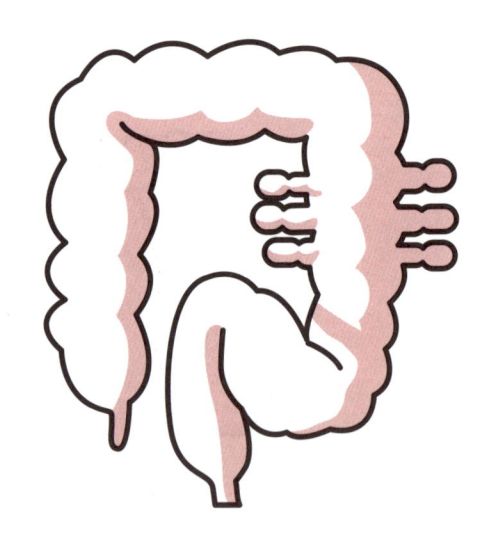

Q22 腸管癒着による便秘とはどのような便秘ですか

　腸や腹膜が炎症を起こして、腸管が癒着してしまい、便の通過が妨げられたことによる便秘です。

　腸管の癒着は、子宮筋腫などの婦人科系の病気に限らず、胃・十二指腸潰瘍、大腸疾患などで開腹手術を行うと、手術の際にできた傷が原因となって腸管と腸壁、あるいは腸管とほかの臓器によっても起こります。

　腸管癒着はある程度避けられないと考えられており、手術後まもなく、あるいは10年後に起こる人もあり、その時期は人それぞれです。

　腸管癒着があると、その箇所を中心に腸管が曲がったり、ねじれたりして、便やガスの通過が妨げられてしまい、そのため、慢性便秘、腹痛、あるいは癒着の場所によっては、腸閉塞を引き起こすことも少なくありません。

Q23 クローン病による便秘とはどのような便秘ですか

　　クローン病とは大腸や小腸などの消化管に、潰瘍が多くできる原因不明の病気です。
　　便秘は潰瘍によって腸管が狭くなるために起こり、腹痛、腹部膨満感をもたらし、血便や粘液便が見られることもあります。

断腸の思い

　昔から伝えられた言い回しには，内臓が出てくる例が多くあります。
　消化器（胃・腸）に関する表現で，すぐ思い浮かぶのが，「腸が煮え返る（はらわたがにえかえる：腹が立って，怒りを堪えることができない）」，「腸が千切れる（はらわたがちぎれる：悲しみや辛さに耐えられない）」「腹の虫が治まらない（しゃくにさわって我慢ができない）」などで，なんだか腹が立ったり，悲しんだりしてばかりのようですが，他方「腸を切る（はらわたをきる：おかしくてたまらず大笑いをする）」，「腹の皮を縒る（はらのかわをよる：可笑しさに腹の皮が捩れるほど大笑いをする）」など，笑いに関する言い回しもあります。
　「断腸の思い（激しい悲しみに耐えられない様子。心が張り裂ける思い）」は，小猿を奪われた母猿が悲しみのあまりに死んでしまい，その腹を割いたところ，腸がずたずたになっていたという中国の故事からきています。いずれにせよ，昔から「心（感情）」と「お腹（胃・腸）」は密接に関連していることが知られていたようです。

Q24 婦人病による便秘とはどのような便秘ですか

　子宮筋腫や卵巣嚢腫などが大きくなると、腸を圧迫して便秘をもたらすことがあります。
　本来、子宮の内側にある内膜が子宮の外で増殖して起こる子宮内膜症では、出血を繰り返していくうちに癒着を起こし、便秘を引き起こすことがあります。

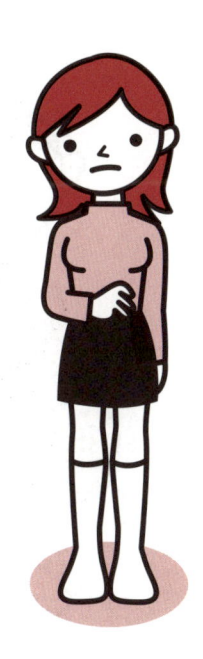

Q25 痔による便秘とはどのような便秘ですか

　痔には、いぼ痔、切れ痔（裂肛）、あな痔（痔ろう）などがありますが、いずれも激しい痛みを伴うことから、排便をがまんして便秘になることがあります。その結果、便が硬くなり、排便する際、痔の部分を傷つけ、ますます排便をがまんして悪循環を起こし、便秘をさらに悪化させることになります。
　また、便秘気味で便が硬いことが続くと、排便の際、常に強くきむようになり、肛門近くの静脈がうっ血したり、肛門の粘膜が切れて出血し、これが繰り返されると痔を引き起こすことにもなります。まず、十分な水分を取って、正常な便（バナナ状で水分量が70〜80％程度）になるように心がけてください。

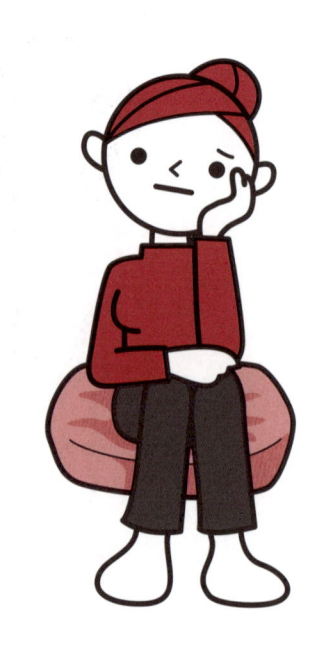

Q26 一過性便秘とはどのような便秘ですか

　食生活や、生活環境、精神的要因などの原因によって起こる、急性かつ一過性の便秘です。
　たとえば、仕事が急に忙しくなったりして、精神的ストレスや緊張が生じた場合、ダイエットをはじめて急激に食事量が減ったり、水分摂取が減ったり、女性では、妊娠したり、月経の前に発症する便秘です。
　この場合には、便秘そのものによる苦痛はほとんど伴わず、また、原因が解消されれば自然に治ります。

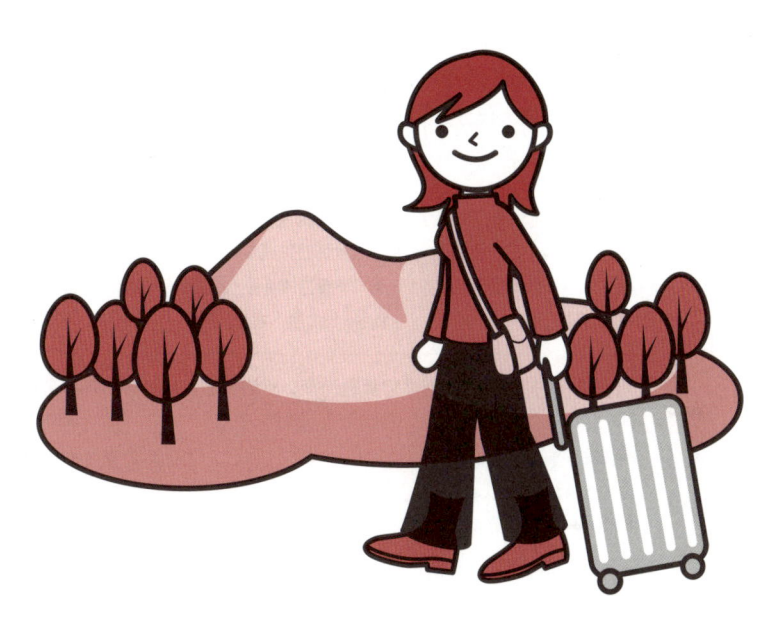

Q27　常習性便秘とはどのような便秘ですか

　機能性便秘ともいい、長期にわたって続く大腸の機能異常に基づく慢性便秘です。
　大きく分類すると、①直腸性便秘、②結腸性便秘、③痙攣性便秘の三つに分けられます。

常習性便秘の3型

	直腸性（習慣性）便秘	結腸性（弛緩性）便秘	痙攣性便秘
原因など	度重なる便意の抑制、下剤や浣腸の誤用、乱用。（機能性便秘の大部分を占め、女性に多い。） 直腸の感受性が低下し、糞便が送られても直腸が収縮しにくく、便意が起こりにくい。	大腸の緊張低下・運動の鈍化。 腸内容物の通過が遅れ、水分を余計に吸収。 腹筋力の衰え。（排便時に腹圧がかけにくい）（老人や無力体質者・長期療養者・出産後の女性に多い。）	ストレスや自律神経のアンバランス、特に副交感神経の過緊張による。（しばしば下痢と交互に起こる。） 結腸に痙攣が起こり、そこが狭くなって、便の通過が妨げられ、直腸に入るのに時間がかかる。
改善法	●朝食を十分とる。 ●朝に、トイレタイムの時間的ゆとりを持つよう心掛ける。（忙しさに紛れて便意をこらえないこと）	●繊維の多い食物をとる。 ●適度な運動をする。	●精神面での余裕。（ゆとりをもった生活） ●香辛料・繊維の多い食物は避ける。

Q28 直腸性便秘とはどのような便秘ですか

　糞便が直腸内に送られても正常な排便反射が起こらず、直腸内に糞便が停滞する便秘です。便意を抑制する習慣の人や、浣腸の乱用によって直腸粘膜の神経が鈍った人に多くみられます。
　たとえば家のトイレでなくてはだめだとか、外のトイレは汚いとか、外での排便はいやだとか、朝忙しいからという理由で、便意を我慢して抑えることがきっかけとなり、排便反射が鈍って起こる便秘です。
　直腸性便秘の場合、糞便は固くなり、断片状に排泄し残便感を訴えます。高齢者の場合は、しばしば結腸性便秘と合併してさらに頑固な便秘となります。

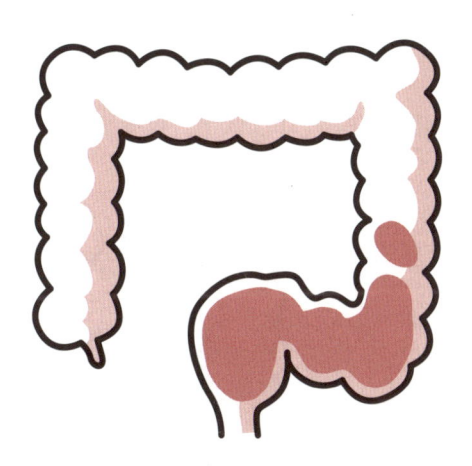

Q29 結腸性便秘とはどのような便秘ですか

　弛緩性便秘ともいい、結腸の緊張がゆるんでいて、かつ、蠕動運動が弱いために便を十分に押し出すことができないため起こる便秘です。

　この便秘は、高齢者、無力体質者、長期臥床者に多くみられます。高齢者では、歯が悪いなどの理由から咀嚼力の低下によって、消化のよい食物や食物残渣の少ない食物を摂取する傾向があります。このため、ますます大腸を刺激する力が弱まり、便秘が起きやすくなります。

　また、多産のために腹筋の力が低下している女性や、腹部の手術経験者など、腹圧の低下などもこの便秘を誘発します。

　結腸性便秘になると、腹痛などの強い症状を訴えることは少ないですが、便秘が長く続くと腹部膨満感、食欲不振などの症状を起こします。

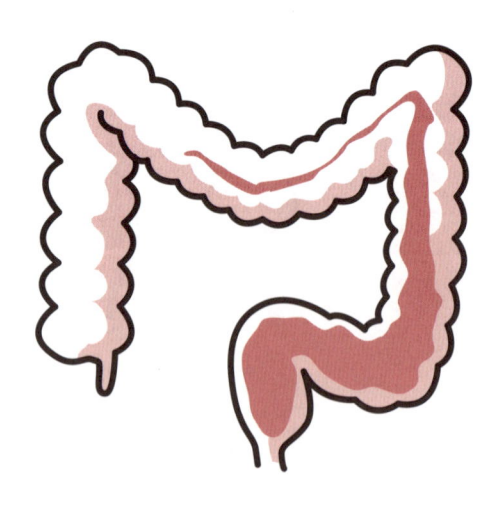

Q30 痙攣性便秘とはどのような便秘ですか

　結腸性便秘とは逆に、大腸の蠕動運動が強すぎるために起こる便秘で、過敏性腸症候群の便秘型として起こります。原因はおもに精神的ストレスで、これが自律神経に影響を及ぼして、腸が痙攣を起こし、ところどころがくびれて狭くなり、その結果、便の通過障害が起こり、便秘になります。

　結腸性便秘とは異なり、持続的に便秘が続くことは少なく、しばしば便秘と下痢が交互に発症します。

　この便秘では腹痛を訴えることが特徴的で、とくに食後に痛むことがよくあります。便意は非常に強いのですが、便が出ても兎糞状であったりと便は少なく、残便感があります。

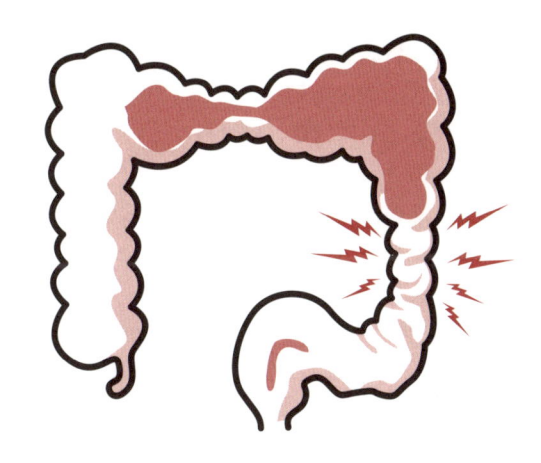

Q31 過敏性腸症候群（IBS：irritable bowel syndrome）とはどのような病気ですか

　この疾患は、消化器疾患のなかでもストレス関連性の疾患です。すなわち腸の活動を制御している自律神経が不安定になって起きる消化器の不調です。たびたびトイレに行きたくなるほか、便秘と下痢を繰り返して、腹痛を伴う症状を呈します。かつて神経性下痢といわれたものは、下痢型の過敏性腸症候群です。

　過敏性腸症候群の原因である自律神経の乱れのもとになるのは、精神的ストレスが大きく、そのほかには不規則な食生活や排便習慣、下剤の乱用、過労により誘因されることもあります。過敏性腸症候群は、ビジネスマンに多く、ある意味では社会的変化に伴う現代病の一種ともいえます。

　このような過敏性腸症候群については、従来よりさまざまな診断基準が提唱されてきましたが、国際的にはThompsonらのRome基準がもっとも汎用されています。

　平塚胃腸病院で診察した、典型的な過敏性腸症候群の症例を紹介します。この症例は、都内に住む30歳代の会社員で、目覚めるとまずトイレに行き、朝食後に1回、さらにいざ出勤という間際にもう一度と、家を出るまでに最低3回はトイレに入るということです。その後通勤電車に乗ってからがまた大変で、停車のたびに降りてトイレに行き、毎日このような通勤風景の繰り返しといった症状を訴えていました。この症例は、器質性の疾患がないかを調べる「除外診断」を受け、その結果、異常はなく、ストレスが排便障害を引き起こしている可能性が高いと診断されました。その後、カウンセリングなどの心療内科的な治療を受け、快復しています。

過敏性腸症候群の診断基準（Thompson et al ; Romeの基準）

少なくとも3カ月間繰り返す下記症状（1および2）

1. 腹痛あるいは腹部不快感が下記のいずれかの特徴を持つ
   a 排便によって軽快する
   b 排便頻度の変化を伴う
   c 便性状の変化を伴う

2. 下記a〜eの少なくとも2つ以上の症状が有症状期の少なくとも25％以上を占める
   a 便通の異常*
   b 便性状の変調（兎糞状便／硬便、軟便／水様便）
   c 便排出の変調（残便感、便意切迫、排便困難）
   d 粘液の排出
   e 腹部膨満感

*研究上は便通異常を次のように定義する
　排便回数＞3回/日　あるいは　排便回数＜3回/週

Q32 旅行に行くと便秘になることが多いですが、それはなぜですか

　一過性便秘の典型例であり、生活環境が変わったり、女性の場合、トイレが汚い、友人と同室で排便しづらいなどの精神的な理由も加わり、一時的に便秘になってしまう現象です。
　この場合は、あくまでも一時的なものであり、原因となる要因が解決すればすみやかに便秘が解消することが多いため、とくに心配する必要はありません。

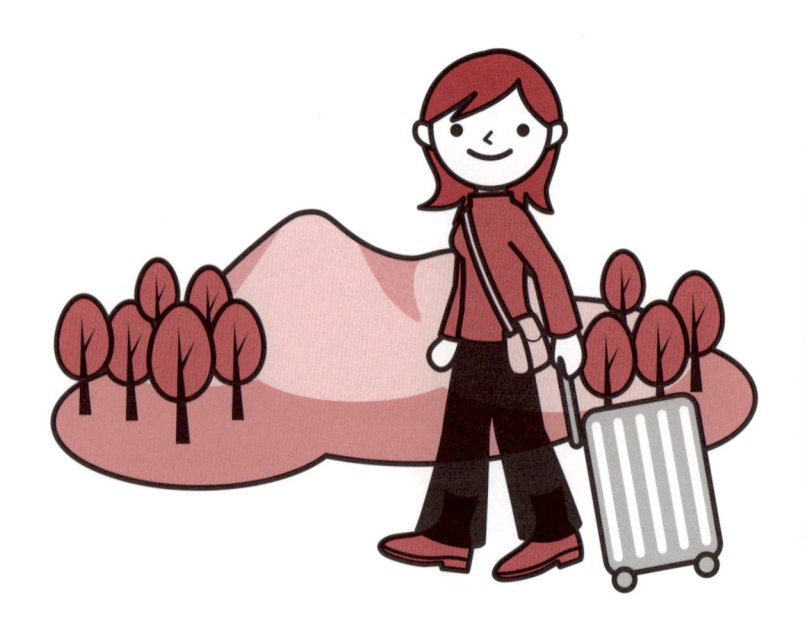

Q33 薬物性の便秘とはどのような便秘ですか

　薬剤のなかには、消化管の運動を抑制するなど、便秘を引き起こす副作用をもつものも多く、薬物性の便秘は医師がしばしば遭遇するものです。高齢者においては複数の薬剤を服用しているケースも多く、身体的要因のほか便秘を重症化させる要因となります。また、下剤自体の長期服用がかえって便秘を招くことがあります。これは、長期間便秘に悩んで下剤や浣腸を使用し続け、それが習慣性となって大腸粘膜の刺激感受性が鈍り、低カリウム血症を起こし、腸の緊張、運動の低下が引き起こされたために起こる現象です。

便秘を起こしやすい薬剤

- 抗コリン剤
- 制酸剤（アルミニウム、カルシウム化合物）
- モルヒネ剤
- フェノチアジン系薬剤
- 三環系抗うつ剤
- 抗パーキンソン剤
- 降圧剤
- 利尿剤
- 筋弛緩剤

Q34 下剤を連用するとますます便秘を誘発するといいますが、それはなぜですか

　慢性便秘の人は、下剤を長期にわたって服用するケースが多く、その結果、その多くがいつのまにか下剤の用量が増加している傾向になります。下剤が適用量より多量に使われた場合、腸管は痙攣を起こし、逆に排便が不十分になります。そして、さらに増量すると下痢を起こすようになります。このことから、患者は下剤を服用すれば下痢を起こすのは当然と考えて、ますます連用する結果を生み、下痢便が続きますと、腸内容がまったくないのに常時便意を感じるようになります。これは、結腸、直腸が下剤によって刺激されて起こる炎症に基づくものであり、とくにアントラキノン系下剤の長期連用により多く経験します。

　このような下剤の連用によって起こる症状は、下剤性結腸症候群 (cathartic colon syndrome) と呼ばれています。この発症機序には、カリウムの減少が大きく影響しています。また、水分とナトリウムの喪失の亢進は、アルドステロンの分泌を亢進し、これがさらにカリウム欠乏をもたらす結果となります。

　また、尿細管障害を伴うこともあります。カリウムの欠乏は、筋力の低下、さらに腸緊張の減退、運動の低下を起こし、これが便秘を増強させるという悪循環を起こします。

　下剤性結腸症候群はしばしば精神的因子が関与するので、この点も十分考慮して下剤を徐々に減量して、さらには離脱できるように心がけることが重要です。

下剤性結腸症候群の発症機序

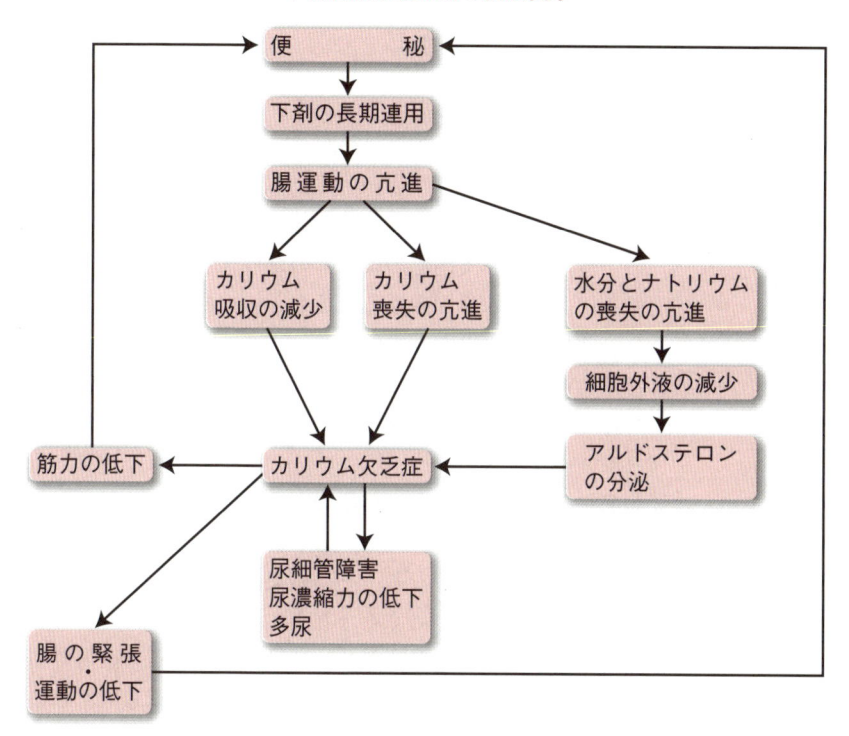

```
便秘 → 下剤の長期連用 → 腸運動の亢進
```

- カリウム吸収の減少
- カリウム喪失の亢進
- 水分とナトリウムの喪失の亢進 → 細胞外液の減少 → アルドステロンの分泌

→ カリウム欠乏症 → 筋力の低下

カリウム欠乏症 ⇄ 尿細管障害・尿濃縮力の低下・多尿

→ 腸の緊張・運動の低下 → （便秘へ戻る）

Q35 高齢になるにしたがって便秘になる人が増えるようですが、その理由を教えてください

　年齢を重ねるにしたがって、さまざまな原因が重なりあい、その結果として便秘が増えるといわれています。そのおもな理由は次のものです。

①高齢になるにしたがって、歯が弱り、かつ消化力も劣ってくるため、やわらかくて消化のよいものだけを食べるようになります。さらに、食べる量が少なくなることも加わって、便の量自体も減り、便秘の原因となります。

②身体全体の筋力も衰えてくるとともに、内臓も下垂気味になります。このために、腸の蠕動運動の起こり方も弱くなり、便秘になりやすくなります。

③腹筋が弱ることにより、排便のためにいきむ力も弱くなり、便が留まってしまいます。

④神経自体がやや鈍くなり、その結果、胃・結腸反射がなかなか起こらず、便意を感じにくくなります。

⑤体を動かすことが少なくなり、運動不足によって全身の筋肉が弱体化します。同時に血行も悪くなり腸管の運動も低下します。

⑥ガスを吸収する能力の低下によって、お腹が張ったりゴロゴロするなど、便秘に伴う症状が出やすくなります。

⑦大腸がん、大腸憩室、過長結腸症、糖尿病、脳血管障害、痔といった便秘の原因となる病気が増えてきます。

Q36 月経の前に便秘になりやすい女性が多いようですが、その理由を教えてください

　女性の月経と排卵のリズムは、おもに卵胞ホルモンと黄体ホルモンの2つのホルモンの働きによってコントロールされています。すなわち、月経から排卵までは卵胞ホルモンが、また、排卵から月経までは黄体ホルモンが大きな役割を果たします。このうち黄体ホルモンには大腸の蠕動運動を抑制する作用があります。実際に、排卵から月経までの時期に便秘になりやすいという女性が多く、月経が始まるころになると便秘が治るという女性も少なくありません。

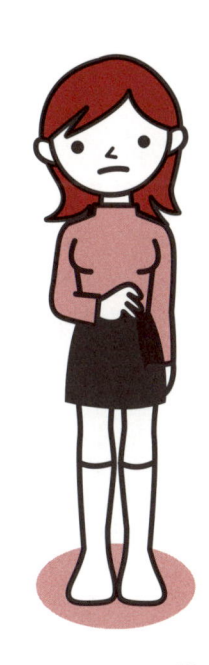

Q37 妊娠すると便秘になりやすいといわれますが、その理由を教えてください

　ホルモンの関係で女性は便秘を発症しやすく、とくに妊娠すると一定期間便秘になりやすいといわれています。

　排卵が終わると、黄体ホルモンの影響によって便秘になりやすくなりますが、妊娠すると黄体ホルモンの働きはますます高まり、こうした状態は妊娠4ヵ月に入るころ（つわりの終わるころ）まで続きます。よって、この期間は非常に便秘になりやすくなります。また、この時期はつわりのために十分な食事ができなくなるため、便の量も減り、ますます便秘がちになります。この時期が過ぎると、黄体ホルモンの影響は少なくなるため、お通じはつきやすくなり、かつ、つわりもおさまり、食欲も進み、便の量も増えてくるため、便通にとってはよい条件が揃います。

　しかし、妊娠6ヵ月あたりから、急激に大きくなった子宮に腸が圧迫されて、再び便秘が起きやすくなります。また、血管も圧迫されるために、下半身に血液のうっ滞が起こり、これが、痔核を誘発したり悪化させたりして脱肛を起こすことも少なくありません。痔は排便の際に痛みを伴い、自然と排便を控えるようになり、これが便秘を助長することになります。

Q38 女性は男性に比べ便秘が多いといわれていますが、それはなぜですか

便秘は一般的に男性より女性に多く、また年齢を重ねるにしたがって増加するといわれており、外来において、重度の便秘症を有する患者の7割を女性が占めているとの報告もあります。

実際に便秘が多いと思われる女性、とくに社会人や女子大生を対象にその排便習慣についてアンケート調査を実施したところ、週4～6回の排便の人が48％ともっとも多く、「便秘である」と意識している人も多いという結果でした。

これらの背景には「痩せたい」願望による欠食率の高さ、あるいは食事量の少なさ、「便意を知られたくない」といったトイレの羞恥心などの原因も推測されます。また、妊婦にも同様のアンケートを行ったところ、妊婦の約42％前後が下剤を服用しており、妊婦が薬に依存しやすい症状の一つに便秘があげられています。

このように女性は男性と異なり、性周期（黄体ホルモン分泌による蠕動運動の抑制）、身体所見（腹圧の低さ）、妊娠（黄体ホルモン分泌による蠕動運動の抑制）、食事量、生活環境（排泄環境）などの原因が絡み合っており、便秘になりやすいと考えられています。

便秘の人の年齢・性別分布（男性118例、女性353例）

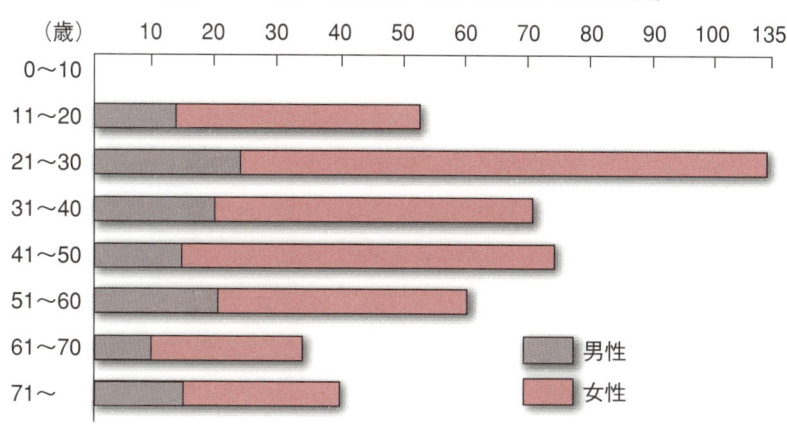

（「便秘と下剤」ライフサイエンス出版）

Q39 精神科の治療を受けていると便秘になりやすいといわれますが、その理由を教えてください

　精神科で治療中の患者さんのその多くが便秘症になっています。その理由は、治療薬として抗精神病薬、抗うつ薬、抗パーキンソン病薬などの向精神薬を大量かつ長期的に服用している場合、これらの薬剤がもつ抗コリン作用によって腸管の拡張をきたすことに起因しています。さらには患者さんの運動不足などが重なると、糞便の停滞を慢性化させ、大腸筋の緊張が低下するためにさらに腸管の拡張が続くといった悪循環を招き、便秘を発症すると考えられています。

　こうしたことから、向精神薬は精神疾患の治療に効果がある反面、副作用として便秘は避けられないのが現状です。

Q40 循環器疾患をもつ人の便秘管理は、どうしたらよいのですか

　高齢者あるいは高血圧症、糖尿病などの基礎疾患をもつ患者の場合、排便時の"いきみ"により脳卒中、狭心症、心筋梗塞、不整脈などの発現をみることがあります。逆に心疾患、脳卒中のある場合、排便時に心臓に負担をかけ心血行動態に変化をきたすことも考えられます。このような現象は、便秘を認めない人でも生じることがあります。

　排便時に"いきむ"ことにより腹圧がかかり、血圧はかなり引き上げられます。少し"いきむ"だけでも、最大血圧が 60〜70 mmHg 以上は上がるといわれていますので、便秘のため強く"いきみ"をすれば 100 mmHg ぐらいは簡単に上がってしまいます。すると脳の血管に強い圧力がかかり、脳出血などを起こす危険が伴ってきます。

　また、高血圧で降圧剤を服用していると、副作用として便秘を起こし、なかでも降圧利尿剤は体内の水分排泄を促す作用があるため、水分不足から便が硬くなり、便秘を起こしやすくなります。

　このように、これらの基礎疾患をもつ人は、日常から便秘に気をつけて、排便による"いきみ"を回避するよう便の硬さを調整しながらよりよい排便習慣を得るよう心がけることが大切です。

Q41 大腸疾患術後に便秘になりやすいといわれますが、その理由を教えてください

　消化器系手術では、直接排便活動を担う臓器に直接的侵襲が加わるために、種々の排便異常が必発となります。

　大腸疾患の手術の場合、通常、右側結腸の手術でまれに下痢が持続する例があります。一方、手術侵襲が左側結腸、直腸、肛門に及んだ場合には、腸管の血流障害や外来神経の切除あるいは直腸膨大部の切除に起因する貯留機能の喪失などと相まって、便秘、頻回排便、便失禁などの排便障害が出現します。

　手術侵襲による便秘の病態を大別すると、狭窄や通過障害に起因するもの、原疾患の治療が不十分なもの、機能的な便秘を併存する患者に対する手術後、術後の疼痛、癒着、腸運動の低下などに起因するものに分けられます。

Q42 小児の便秘の判断の基準について教えてください

　小児の便秘は、排便回数が少なく、かつ多くの場合に便が硬くて排便困難を伴う場合をいいます。

　よく母親が「この子は、排便回数が少なく、顔を真っ赤にしてきんでいるので、便秘ではないだろうか」と、6〜12ヵ月の乳児を連れて外来受診することがあります。これは、乳児の体が自然に出そうとしている便を、乳児自身が体の中に保持（排泄しないように）しようと努力している、すなわち乳児が排便について勉強しているのです。このような場合、緩下剤や坐薬を用いると、せっかく勉強している排便習慣をかえって元に戻してしまい、便秘や遺糞の原因になります。

　小児は、9ヵ月〜3歳くらいの間に不随意排便から随意排便へ移行し、排便習慣が形成されます。よって、便秘を主訴として来院した患児には、排便回数だけでなく、便の性状、排便困難の有無、血便の有無、腸管の動き、腹部膨満の有無、年齢、栄養状態などについて十分検討する必要があります。

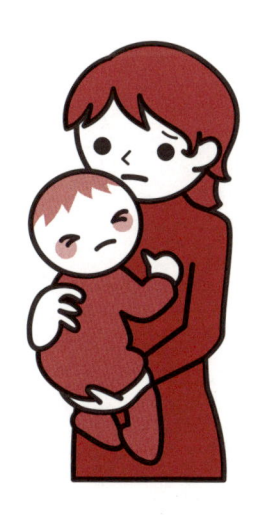

Q43　宿便とはどのような状態のことをいうのですか

　一般にいわれる宿便とは、「水道管の内側にこびりついた水アカのように、腸壁に何年もこびりついたヘドロのような古い便」を指すようです。これは、「腸管がひだ状になっているため、谷間の部分に便が入り込んでそのまま留まってしまう」という考えに基づいているようです。しかしながら、腸の壁は確かにひだ状になっていますが、谷間の部分が常に谷間というわけではなく、腸内で蠕動運動が起こるたびに腸は動いて、同じところが山になったり、谷になったりと常に上下運動をしています。その中を便が通過していくのですから、谷間に便が溜まりっぱなしになるようなことはありません。また、腸の細胞は2〜3日で生まれ変わり、古い細胞はそのまま排泄されるので、便が何年もへばりつくようなことはありません。
　すなわち、宿便といわれるものは実際には、ないのです。

3 便秘の診断

Q44 慢性便秘の簡単な診断の進め方について教えてください

便秘の病因別分類を念頭におきながら、以下のような系統的手順にしたがって順次行います。

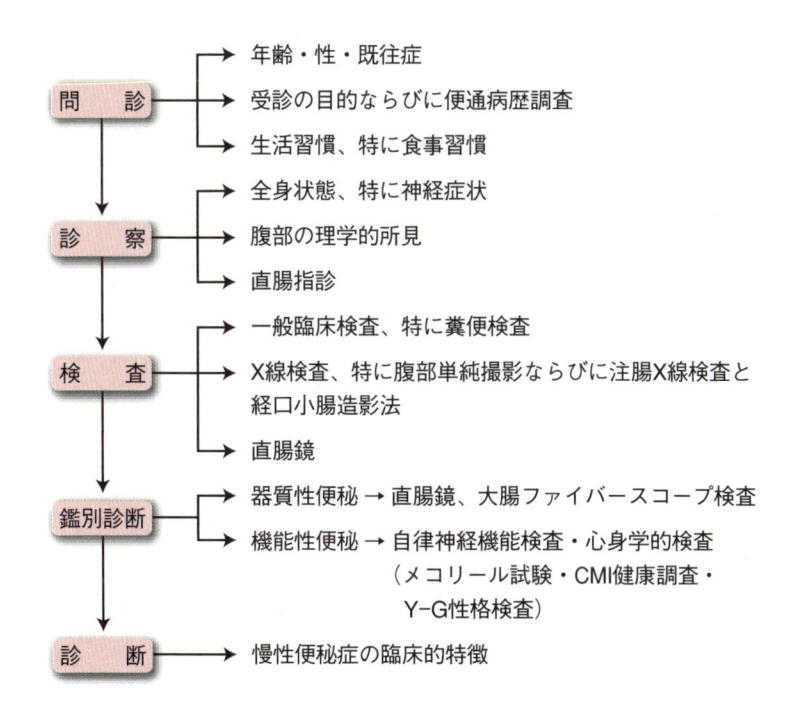

問 診
- 年齢・性・既往症
- 受診の目的ならびに便通病歴調査
- 生活習慣、特に食事習慣

診 察
- 全身状態、特に神経症状
- 腹部の理学的所見
- 直腸指診

検 査
- 一般臨床検査、特に糞便検査
- X線検査、特に腹部単純撮影ならびに注腸X線検査と経口小腸造影法
- 直腸鏡

鑑別診断
- 器質性便秘 → 直腸鏡、大腸ファイバースコープ検査
- 機能性便秘 → 自律神経機能検査・心身学的検査
  （メコリール試験・CMI健康調査・Y-G性格検査）

診 断
- 慢性便秘症の臨床的特徴

Q45 慢性便秘の問診による鑑別診断はどのように行われますか

おもなものを示します。

- 壮年または老年者の場合、常に注意しておかねばならないのが大腸がんの可能性です。便秘が次第にひどくなり糞便が細く粘液や血液を認め、残便感や不定の頑固な腹痛などを伴う場合、大腸がんによる器質性便秘を考えなくてはなりません。
- 激しい腹痛で血便を伴い、腸閉塞症状を疑う場合は虚血性大腸炎も考えておきます。
- 腹膜炎や開腹術の既往があれば、腸管癒着症の可能性を疑います。
- 便秘が数年来継続し、とくに悪化しなければ機能性便秘が考えられます。
- 器質的なものとしては、S状結腸過長症も考えます。
- 老年者で便意がなく、糞便が太くて硬い場合、結腸性便秘を考えます。
- 便意を抑制する習慣のある人で断片状の糞便の場合、直腸性便秘を考えます。
- 若年者で便意が強いのに十分排便できず、下痢と便秘を繰り返し、残便感、腹痛、自律神経症状などを伴い、兎糞状の糞便の場合、痙攣性便秘(過敏性腸症候群の便秘型)を考えます。
- 薬物性便秘は、常用薬の内容を確認することによって推定できます。

便秘患者の診断の進め方
〈問　診〉

年齢……………………若年層 → 痙攣性便秘
　　　　　　　　　　　高齢層 → 単純性便秘・大腸がん

性別……………………女性 → 単純性便秘

既往症…………………腹膜炎・開腹歴 → 腸管癒着

食生活…………………低残渣食 → 結腸性便秘

常用薬…………………下剤、浣腸の習慣 → 結腸性便秘

性格……………………心身症的 → 痙攣性便秘・結腸性便秘

便秘の経過……………長期 → 機能性便秘・S状結腸過長症
　　　　　　　　　　　便秘の増強 → 器質性便秘（悪性腫瘍）

便秘の程度……………少量頻回 → 大腸、肛門の狭窄（悪性腫瘍）
　　　　　　　　　　　便秘と下痢の交代 → 痙攣性便秘

便の性状………………兎糞状 → 痙攣性便秘
　　　　　　　　　　　太い硬便 → 結腸性便秘
　　　　　　　　　　　細い便 → 直腸狭窄・がん
　　　　　　　　　　　血液付着 → 直腸がん
　　　　　　　　　　　血便 → 結腸がん

便秘時の随伴症状………残便感 → 直腸がん・痙攣性便秘
　　　　　　　　　　　便意の消失 → 直腸性便秘
　　　　　　　　　　　腹痛 → 大腸がん・腸管癒着・痙攣性便秘
　　　　　　　　　　　肛門痛 → 痔・肛門周囲炎・肛門がん
　　　　　　　　　　　貧血 → 大腸がん

Q46 慢性便秘の診断のなかでチェックする身体所見は何ですか

　身体所見のうちとくに慎重にチェックする項目は、全身状態、とくに神経症状の有無、腹部の聴診ならびに直腸指診を行うことです。おもなチェック項目を記します。

便秘患者の診断の進め方
〈身体所見〉

全身状態、特に神経症状
　　消耗性疾患・長期臥床者 → 機能性便秘
　　代謝・内分泌疾患（糖尿病・甲状腺機能低下・副甲状腺機能亢進症）・脳血管障害・心疾患・肺気腫 → 症候性便秘

腹部の理学的所見
　　聴診………グル音の亢進 → 腸管癒着・大腸がん
　　触診………腹筋の緊張低下 → 機能性便秘
　　　　　　　腫瘤触知 → 大腸がん・腸管外性圧迫、浸潤
　　　　　　　腹水 → がん性腹膜炎
　　　　　　　左下腹部索状物 → 痙攣性便秘

直腸指診………肛門部病変の有無
　　　　　　　肛門括約筋の緊張
　　　　　　　肛門や直腸狭窄の有無
　　　　　　　肛門、直腸腫瘍、炎症の有無
　　　　　　　直腸内糞塊の有無
　　　　　　　直腸内糞便性状（血液・粘液）の判定

Q47 慢性便秘の診断をするなかで問診、身体所見などで診断できない場合、必要に応じて行う臨床検査にはどのようなものがありますか

おもな臨床検査での診断の例を示します。

便秘患者の診断の進め方
〈臨床検査〉

体重・一般血液検査………… 正常 → 機能性便秘
　　　　　　　　　　　　　異常 → 器質性便秘・症候性便秘
　　　　　　　　　　　　　　　（体重減少、貧血、低蛋白血症、
　　　　　　　　　　　　　　　　発熱、白血球増多などの異常）

糞便検査・血中CEA検査…… 黒色便、便潜血陽性、CEA高値 → 大腸がん

腹部超音波検査……………… 拡張腸管、腫瘤、臓器腫大、リンパ節腫大、
　　　　　　　　　　　　　腹水などの有無
　　　　　　　　　　　　　　 → 器質性便秘の原因の検索

X線検査
　腹部単純撮影…………… 異常ガス像、鏡面像の有無 → 器質性便秘
　経口小腸造影法………… バリウムの通過時間、排出時間、停滞部位、
　　　　　　　　　　　　癒着、狭窄圧迫所見

注腸X線検査………………… 機能性、器質性の鑑別
　　　　　　　　　　　　　（SOG：迅速簡便注腸法）

大腸内視鏡検査
　直腸鏡………………………直腸、S状結腸の器質性便秘の確定診断
　大腸ファイバースコープ検査
　　　　　　　　…………全大腸の器質性便秘の確定診断（生検）

自律神経機能検査・心身医学的検査
　（メコリール試験・CMI健康調査・Y-G性格検査）
　　　　　　　　…………過敏性腸症候群が疑われる場合

Q48 便秘のなかでも、危険な便秘を見分ける方法はありますか

　自分の便秘がどのタイプに当てはまるかを正確に見極めるのは難しいことです。よって便秘に悩んでいる方は、一度は専門医を受診することをおすすめします。そのなかでも、とくに危険な便秘の可能性を示唆する症状を記します。

危険な便秘を見分けるチェック項目

- 幼少のころから便秘が続いている
- いままで便秘になったことがない人が、急に便秘をするようになった
- もともと便秘がちであったが、最近その程度が重度になった
- 重度な便秘で、どんなに薬を飲んでもよくならない
- 便に血や粘液が混ざっている
- 黒ずんだ便、赤っぽい便、あるいは灰白色の便が出る
- 形の整った便が出ない
- 便が細くなった
- 強い腹痛や嘔吐を伴う

Q49 直腸指診とはどのような検査ですか

　医師が肛門から指を入れて、直腸の壁を触り、異常がないかどうか調べるものです。これで、痔や大腸ポリープや癌など、肛門や直腸の病変や便の状態を調べるほか、女性では子宮、男性なら前立腺の検診もできます。羞恥心の強い女性では、なかなか気の進まない検査ではありますが、便秘の患者においては、全例に気軽に実施すべきものであります。

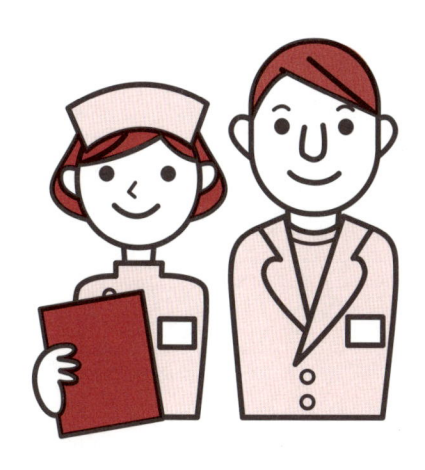

Q50 便潜血反応検査とはどのような検査ですか

　便中に血液が混ざっているか否かを調べ、腸の炎症や、がん、ポリープの存在をチェックします。肉眼では見えない、微量な血液も見逃しません。

　通常の、暗赤色の血液が糞便に付着するときは、左側結腸、直腸からの出血が疑われます。

　また、血液と糞便とが完全に混和した場合（黒色便や便潜血反応陽性のとき）では、それより口側の出血であることが多いです。

　便排出の直後に真紅の血液のみが滴下するような場合には、内痔核による出血の可能性が高いのですが、たとえ痔だと思っても直腸癌を鑑別することも怠ってはならず、さらなる検査が必要です。

　大腸癌などでは、注腸X線検査や内視鏡検査はあくまでも精密検査として位置づけられており、便潜血反応検査は一時的なスクリーニング検査として用いられております。

Q51 腹部単純 X 線検査とはどのような検査ですか

　腸内に、便、ガス、水分が溜まっているか否か、狭窄や閉塞がないかを、X 線写真をとって検査する方法です。大腸の全体像から、大腸内の種々の情報を確認できます。異常が見つかった場合は、さらなる検査として注腸 X 線検査、内視鏡検査を行い、診断を進めていきます。

腹に一物，手に荷物

　「お腹」が出てくる言い回しには，意図，覚悟，態度についてのものもあります。「腸が見え透く（はらわたがみえすく）」といえば，相手の本心がはっきりと分かることですし，「腹に一物（はらにいちもつ）」といえば，心の中にわだかまりがあることです。

　一物どころか二物も三物もある陰険な相手に対しては，本当に「腹が癒える（はらがいえる：怒りや恨みなどが晴れる，怒りが治まる）」ことはないかも知れませんが，面倒なことは自分の「腹に収め（はらにおさめ：聞き知ったことを，他人に言わずに心に留めておく）」て，どんな時にも泰然として「腹帯を締めて掛かる（はらおびをしめてかかる：覚悟を決めて物事に取り掛かる）」，「腹で行く（はらでいく：本心で向かい進むという意味で，真心をつくして接する）」ことができれば，「腹が大きい（度量が大きい，包容力があること）」，「腹が据わった（はらがすわった：物事に動じない）」人物だということになります。

Q52 注腸X線検査とはどのような検査ですか

　注腸X線検査は、肛門から造影剤（バリウム）を注入して、がんやポリープを発見できる精密検査法です。

　検査の前には、大腸の中を空っぽにしておき、バリウムを大腸の深部まで到達させます。その後、空気を入れ膨らませながら、さまざまに体位を変えて、腸の凹凸をとらえてX線写真をとる方法です。注腸X線検査は、大腸の全体像、拡張の程度、位置異常、病巣部位、病巣の大きさなどを明確に見ることができます。

　検査の所要時間はおおよそ10〜20分程度です。

Q53 内視鏡検査とはどのような検査ですか

　胃内視鏡より少し太い内視鏡を肛門から挿入して、空気を送り腸内を膨らませながら、直腸、結腸へと医師が直接肉眼でレンズを操作しながら大腸の中を調べていく検査方法です。
　内視鏡検査では、内視鏡をみながら大腸内の病変を確認、診断するだけでなく、病変組織を採取し顕微鏡で調べ生検を行ったり、ポリープや早期がんなどをその場で切除する（ポリペクトミー）ことも可能です。検査に当たっては、注腸Ｘ線検査と同様、腸内をきれいにするために、検査の前日、あるいは当日、検査前処置薬を服用します。

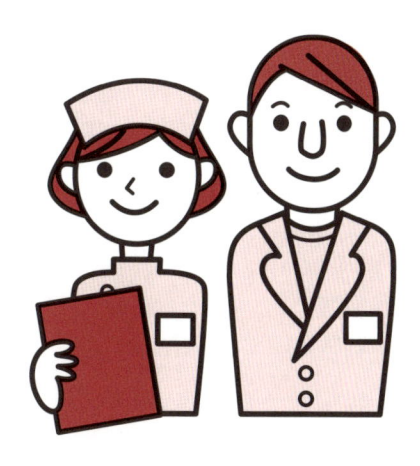

Q54 自律神経機能検査および心理・性格テストはどのような検査ですか

　便秘が心因性のものであると考えられた場合、ことに過敏性腸症候群が疑われる場合には、自律神経および心理・性格テストを行います。この検査により、患者の背景を知ることができ、正しい病態の解明が得られ、適切な治療方針が立てられます。
　一般にメコリール試験、コーネル・メディカルインデックス（CMI）、健康調査（神経症判別）、谷田部-Guilford（Y-G）性格検査などがよく用いられています。

4　便秘の治療

Q55　便秘治療の基本的考え方を教えてください

　便秘の治療方針の根本は、
　　①生活様式の指導（排便習慣の是正、運動など）
　　②食事療法（主として朝食摂取と食物繊維、水分量の説明）
　　③薬物療法

の3点であり、「1に生活、2に食事、3、4がなくて、5に薬」と考えられ、下剤は最終手段であることを理解しておくことが大切です。
　患者さんも医師もややもすると「便秘、即、下剤」と考えがちですが、便秘は生活習慣病の一つであると考え、日頃から規則正しい生活習慣を心がけ、便秘を予防することが肝心です。

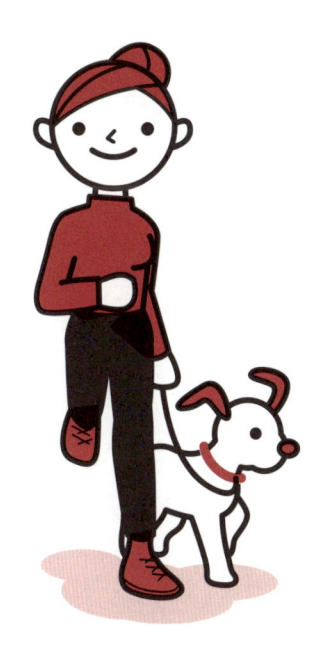

Q56 便秘治療のなかで注意する食生活のポイントを教えてください

　生活のなかで、もっとも考えるべきことは、規則的な排便習慣をいかに身につけるかにあります。起きがけで食欲がない、食べている時間がない、作るのが面倒くさい、ダイエットをしているなどの理由で、朝食を抜く生活をしている人は少なくありません。朝食をきちんと食べることは、排便活動をスタートさせるうえでとても重要です。

　結腸の蠕動運動が亢進するのは、なんといっても胃・結腸反射に基づくことが多く、これは空虚であった胃のなかにある程度の食物が入ってはじめて、もっとも強く現れるといわれています。すなわち朝食を抜くことが排便機能を妨げることになります。そしてこれが度重なると、便意を起こす自律神経の働きも鈍くなり、排便習慣が崩れて、便秘が常習化してしまうことになります。まずは規則正しい食生活、とくに朝食の摂取を確実に行うことが大切です。

　また、日常の食事については、消化のよいものや、やわらかいものばかりに偏った食事は禁物です。腸管内に食物繊維のような不消化残渣が多く残ると、それが大腸粘膜を刺激して蠕動運動を高めます。したがって、食物繊維の豊富な食べ物を十分に摂ることが必要です。さらに水分も適度に摂ること、朝起きたときに、真っ先に水や牛乳を飲むことも効果があります。

Q57 生活改善のポイントを教えてください

　まず第一に、朝食の後は便意がなくてもトイレに行く習慣をつけることです。そして、日常はトイレに行きたくなったら、我慢しないことが肝心です。

　また、体操をするなど少しでも多く体を動かすことが大切です。運動は、血液循環をよくすることにより大腸の運動を活発にし、結腸性便秘（弛緩性便秘）に好影響を与えるだけでなく、痙攣性便秘に対しても、精神的ストレスを除く意味でも役立つと考えられています。

　床についている患者さんには、自発的な運動や他動的な運動が必要です。便秘にとって運動は大切ですが、肝心なのは適度の運動を毎日欠かさず続けることです。

　そのほか、患者さんのなかには、しばしば重大な器質的疾患がありはしないかという不安を抱く方も少なくありません。検査、診断の結果、器質的病変がなければ、十分な説明を受けて納得することも必要です。また、仕事や家庭内のストレスなどをためないように、それぞれのストレス解消法を見つけ出すことも重要です。

Q58 薬物療法を受けるうえで注意するポイントを教えてください

　機能性便秘に対する治療は、腸管の機能を調整し、自然な排便リズムにもっていく必要がありますが、便秘だからといって下剤を服用するといった考え方は間違いです。あくまでも、個々の患者さんの病態を把握し、種々の因子を念頭におき、適切な生活改善を行ったうえで薬物療法をうまく取り入れていくことです。

　下剤を服用する場合は、画一的な効果を期待するのではなく、症例に応じて使い分けをしなければなりません。たとえば、効果がないからといって、ただ量を増やしたり、同系統の下剤を追加するよりは、異なった系統の下剤に切り替えるほうが効果的と考えられます。また、浣腸によって排便を促す方法もありますが、浣腸は正常な腸反射の回復を妨げるため、慢性の便秘あるいは糞づまりの際の一時的な処置としてのみ使用するべきものです。

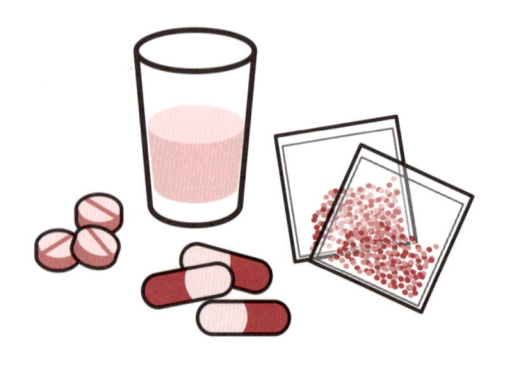

Q59 どのような場合に外科的治療を考えるべきですか

　慢性便秘症のうち、器質性病変による腸通過障害などの場合は、外科的療法は容易に決定できますが、結腸の過長、移動ないし下垂、結腸固定の不十分な場合に起こる慢性便秘症は、精神的影響、情緒との関係など心因性の要素、その他の環境・生活条件などの大きな因子が加わるため、外科的療法の適否を決定することはとくに難しいといわれています。それゆえに、既往歴を詳細に検討し、内科的治療を数ヵ月試み、経過を十分に観察したうえで決定するぐらいの慎重さが必要です。

　かつては腸が長いと便秘になりやすいといわれ、結腸症候群という名称のもとに、腸を切除する手術がよく行われましたが、それで便秘が治ったかといえば、そのようなことはありませんでした。腸が長いという理由だけで、切除を受けることのないように注意してください。

　そもそも日本人は、欧米人に比べると腸が長いといわれています。アフリカ人も腸が長いのですが、彼らに便秘が多いかというと、けっしてそのようなことはありません。食物繊維の摂取量が多いアフリカ人は、欧米人よりもずっと便秘が少ないのです。つまり、便秘になる、ならないは、腸の長さで決まるものではないということです。

　また、開腹手術は手術後に腸管の癒着を招きやすいことから、なるべく切らないというのが現在の考え方の主流になっています。腸閉塞であっても、腸の血管が締め付けられて血行障害をきたす場合や、大腸癌などで腸が完全に閉塞している場合など、よほどのことがないかぎり手術は行いません。

Q60 高齢者・長期臥床者の治療上のポイントを教えてください

　高齢者、長期臥床者には便秘患者が多く、便通異常を診るときにもっとも重要なことは、大腸がんを疑ってみることです。がんによって起こる狭窄は必ずしも便秘をきたすとはかぎらず、下痢、交代性便通異常をきたすことも多いようです。漫然と薬物の投与を受けたり、イレウスとなって発見される例も高齢者には多く散見されます。

　これらの患者さんに多い便秘は、結腸性便秘（弛緩性便秘）と直腸性便秘であり、あるいは両者が合併することも多いようです。

　便秘の対策の一環として考えるべきことは、排便環境の整備です。どんな人間でも排泄行為には羞恥心を伴うものですが、とくに介護を受けている高齢者は排泄環境の変化や心理的要因などで、便秘に陥る場合も少なくないようです。

　とくに病室内でのベット上の排泄では、排便に伴う排泄音、臭み、痛みが気になり、羞恥心、周囲への遠慮から落ち着いて排便ができなくなり、便秘に陥るケースも多く経験します。こうした状況を少しでも改善し、安心して排便ができるように、次のような環境の整備や配慮をすることも治療の一つとして試みることも重要です。

- カーテンやスクリーンを利用してプライバシーを保護する
- 排泄音はラジオなどほかの音で消音する
- 排便後すみやかにポータブル便器は片付け、窓を開けて換気する
- 臭いの対策に消臭剤を利用する
- 腹圧をかけやすい体位を考える
- 便器を改良する
- 筋力低下による患者の負担の軽減を工夫する

Q61 妊産婦の便秘患者の治療で注意するポイントを教えてください

　便秘そのものに対する基本的な対策は、とくに通常の場合と変わるわけではありません。

　軽度の場合には、繊維の多い食事、果物、牛乳などの食物を摂取するように食事指導を行い、過度にならない程度の適切な運動を推進するなどといった生活指導を中心とした保健指導的な対策を行います。そして効果がなかった場合や中等症以上の患者にのみ薬物療法で対応するよう指導します。

　かつて、妊婦に対して下剤は禁忌と考えられていた時代がありました。これは、腸管の蠕動運動が平滑筋である子宮筋に刺激を与え、その収縮によって流産や早産をもたらす危険があること、あるいは、水分の過剰な排泄により体液の電解質バランスなどが損なわれる結果、胎児の発育にも障害がもたらされる恐れがあると考えられていたからです。

　しかし、最近では、これらの副作用を生じるおそれのない緩やかな薬効を示す緩下剤も現れ、通常の妊婦保健指導のみでは十分改善されないような便秘に対しては、緩下剤投与による薬物療法がなされるようになってきています。

5　下　剤

Q62　おもな下剤の分類について教えてください

　　下剤の分類として、一般的には作用機序による分類が用いられています。また、作用の強さによる分類では、軟化剤、緩下剤、峻下剤に分類されています。さらに作用部位ごとで分類するならば、小腸性下剤、大腸性下剤のように分類することができます。

　　おもな下剤の作用機序を簡単に総括し図示しますと下図のようになります。

　　下剤は腸内容の排泄を促す薬剤であり、排便が起こるためには、腸の蠕動、とくに結腸の大蠕動が起こる必要があります。また、腸管内の水分の増加は腸内容を液状にして、排泄しやすい状態にします。腸内容を増大させると、腸管に刺激を与えて蠕動を促進することも大便の排泄を促します。

下剤の作用機序

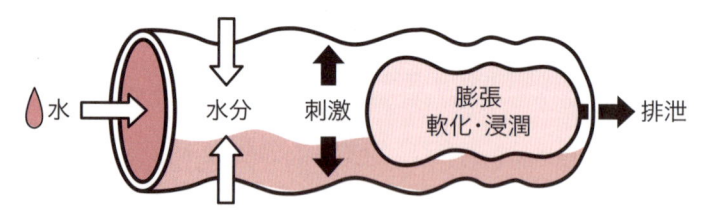

水 → 水分 ⇅ 刺激　膨張 軟化・浸潤 → 排泄

下剤の作用機序による分類

1　刺激性下剤
　　・小腸刺激性下剤（ヒマシ油）
　　・大腸刺激性下剤
　　　　　フェノールフタレイン誘導体（フェノバリン）
　　　　　ジフェニルメタン系（ピコスルファートナトリウム（ラキソベロン®）、
　　　　　　ビサコジル）
　　　　　アントラキノン系（センナ、カスカラサグラダ、ダイオウ、アロエ）

2　機械的下剤
　　・膨張性下剤
　　・湿潤性下剤
　　・塩類下剤（酸化マグネシウム、硫酸マグネシウム）
　　・浣腸剤
　　・坐剤

3　その他
　　・消化管運動調整剤（コリン作動薬）
　　・糖類（ラクツロース）
　　・抗コリン剤（臭化ブチルスコポラミン）
　　・プロスタグランジン
　　・過敏性腸症候群治療剤（ポリカルボフィルカルシウム）

Q63 刺激性下剤の作用機序とおもな薬剤について教えてください

　投与された薬物あるいは代謝産物が化学的に大腸粘膜や小腸粘膜を刺激して、蠕動運動を亢進させることで排便を促す薬剤です。作用機序によって小腸刺激性および大腸刺激性に大別されますが、臨床用としては、大腸刺激性下剤が多く用いられています。

　大腸刺激性下剤には、フェノールフタレイン系、アントラキノン系、ジフェニルメタン系の薬剤があり、それぞれ作用の強さが若干異なります。

①フェノールフタレイン系
　古くはフェノールフタレインが用いられていましたが、現在では、フェノバリンが用いられています。フェノバリンは、アセチルフェノールフタレインと、フェノールフタレインのエステルであるイソバレリルフェノールフタレインの等量混合物です。フェノバリンは経口投与後、胃で変化せずにそのまま通過し、小腸で胆汁および腸アルカリによって加水分解され、フェノールフタレインのキノイド型ナトリウム塩となります。これが結腸粘膜を刺激して、蠕動運動を亢進して緩下作用を示すといわれています。

②アントラキノン系
　ダイオウ、センナ、カスカラサグラダ、アロエなどの昔からの生薬あるいはそれから抽出したエキスの薬剤です。そのなかで多く用いられている薬剤にはセンナがあります。センナの有効成分には、加水分解されやすい配糖体（センノシドA）と加水分解されにくい配糖体（センノシドB）および各種のアントラキノン誘導体があります。センノシドA、Bの配糖体は、大腸内の細菌により活性化されてアントラキノンとなって、大腸に作用して、大腸の蠕動運動を亢進すると考えられています。現在、このアントラキノン系の薬剤としては、おもにこのセンノシドA、Bの配合剤が多く用いられています。

③ジフェニルメタン系

　アントラキノン系よりも効果がソフトな薬剤であるピコスルファートナトリウムは、胃、小腸では分解されず、大腸においてはじめて大腸細菌叢由来の酵素アリルスルファターゼによって加水分解されて、ジフェノール体となります。これが大腸の蠕動運動を亢進し、さらには大腸での水分吸収抑制作用を示し、大便を軟化させる作用を有します。

ピコスルファートナトリウムの作用

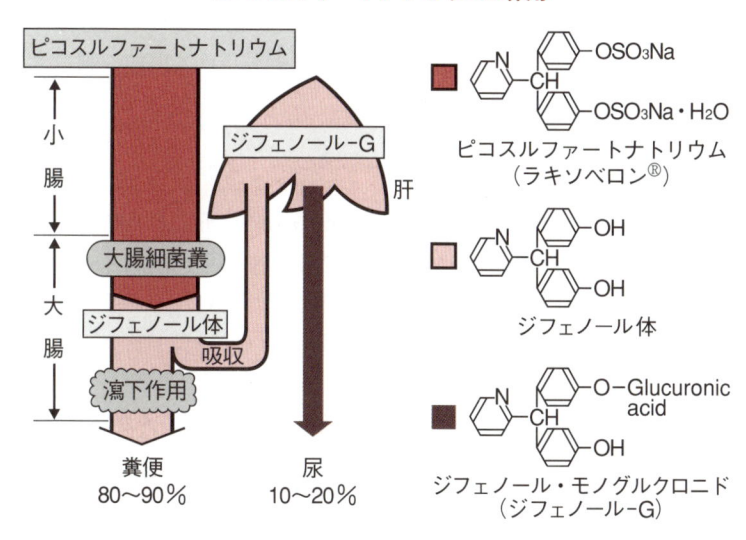

Q64 機械的下剤の作用機序とおもな薬剤を教えてください

①膨張性下剤

　水分を吸収させて便を軟らかくし、腸の内容物を膨張させることにより、腸を刺激して排便を促します。日頃、われわれが口にしている寒天もこれに属します。

　カルメロースナトリウムは、服用の際、口内で糊化し、危険を伴う場合もあり、また、製剤として打錠されたものは、崩壊が悪いことがあります。これに対して、カルメロースカルシウムには、そのような欠点がなく、また、ナトリウム摂取を制限されている患者さんに適した製剤です。

②湿潤性下剤

　薬剤として界面活性剤の DSS（dioctyl sulfosuccinate）があり、これは、硬便に水分を浸透させて軟化、湿潤させて排便を促します。なお、DSS のみでは下剤効果が弱いため、多くはアントラキノン系薬剤を配合した製剤が用いられています。

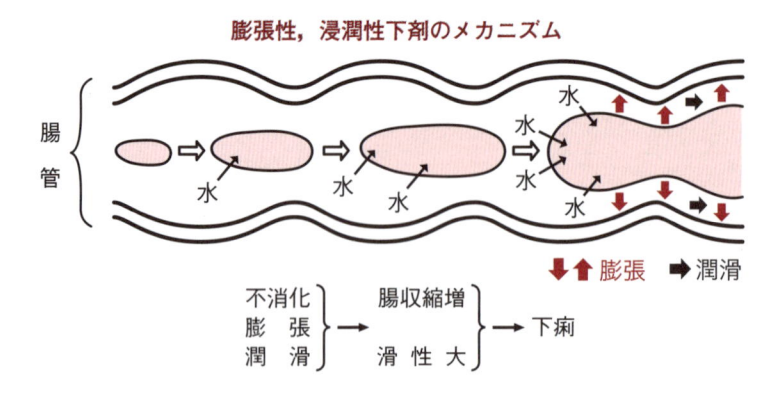

膨張性，浸潤性下剤のメカニズム

不消化　　腸収縮増
膨　張　→　　　　　→ 下痢
潤　滑　　滑性大

③塩類下剤

マグネシウムイオン、硫酸イオン、クエン酸イオンなどは、腸壁では吸収されず、一方で、腸粘膜は半透膜であるため、水分は自由に通過できます。よって、内服したこれらの塩類の腸内溶液が体液と等張になるように水分が腸管腔内へ移行するため、腸内の水分が著明に増加して、腸の蠕動運動が促進されて排便が起こります。

塩類下剤のメカニズム

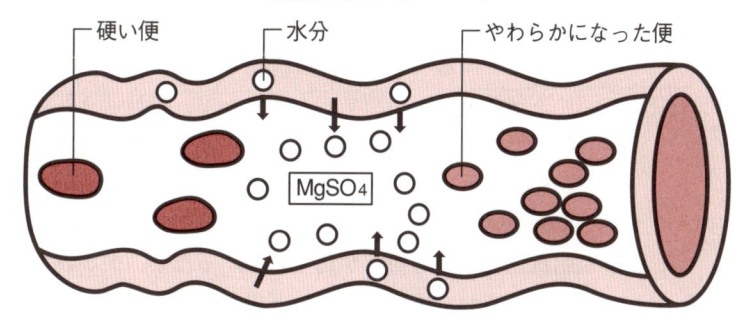

硫酸マグネシウム液が腸管内に入ると、腸管内が体液と等張になるように、水分が外から腸内へ移動します。その結果、腸内容は膨張し増大します。
腸内容物が吸収された水分によって膨張し、それが刺激となって蠕動運動を促進します。

④浣腸剤

浣腸とは、肛門からグリセリンなどの薬液を注入し、直腸粘膜に物理的、化学的に刺激を与えて腸の蠕動運動を亢進させ、排便を促すことをいいます。対症的な便の排泄に、分娩前、手術前の処置薬として用いられています。医療用としては、微温湯、50％グリセリン液、薬用石鹸などが使用されていますが、最近では、薬用石鹸液は粘膜刺激性が強いことからあまり用いられなくなってきています。グリセリンは吸水性があるため、腸壁からの粘液と水分を促し、その刺激によって腸運動を亢進させ、さらにグリセリンの粘滑性のため排便が容易になります。しかし、グリセリン単独では刺激性が強いため、50％水溶液として用いられます。

Q65 下剤の正しい使い方について教えてください

　　下剤を使用する前に、必ず便秘の原因をはっきりさせることが基本です。たとえば、症候性便秘や痙攣性便秘の人が下剤を常用すると、病気を悪化させる可能性があるからです。
　　便秘薬を使うときは、まず作用の弱いものから使用するのが原則です。そして、服用量はまず少量から開始し、効かなかった場合は少しずつ増やします。そして、硬くもなく、軟らかくもない普通便が排泄できるように適量を決定していくことが肝心です。
　　下剤の適量を判断する方法として、普通は「就寝前に服用して、朝食後に排便がある」というのが理想的な効き方です。夜中に便意が起きてトイレにいかなくてはならなかったり、お腹が痛かったり、下痢便になったりするときは、用量が多すぎると思われます。逆に朝食を食べても便意が起こらなかったり、便が硬い場合は、下剤が弱すぎるか、用量が少ないと思われます。
　　患者さんにあった適量を慎重に設定することが下剤の正しい使い方であり、依存状態も回避できます。

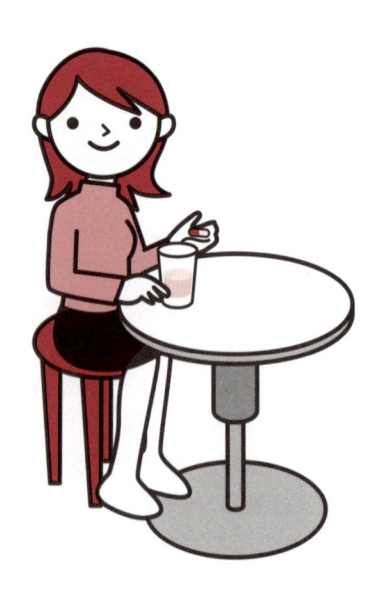

Q66 下剤の依存状態の解消法について教えてください

　下剤の依存状態になっている患者さんが、いきなり下剤を止めることはできません。そこで、徐々に下剤の量を減らしていく方法があります。

　具体的には、まず現在飲んでいる下剤を1割程度減らします。たとえば、10錠服用していた人は、9錠に減らします。下剤を減らした代わりに、食物繊維を多く摂ったり、運動をしたり、水分をより多く摂ったりと生活改善を心がけることが必要です。このようにして、1～2週間ほど様子をみてから、さらに同じように減量していき、きちんと排便があるならば、このままさらに続けていきます。このような調整を続けていくことにより、場合によっては、減量ではなく、まったく下剤を服用しなくてもよい状態になるケースもあります。

　このような下剤の用量の設定に際して、錠剤の下剤ですと、「3錠飲んでいたところを2錠に減らしたら便が出なくなってしまったので、また3錠に戻してしまった」ということになりがちです。その点、液体の便秘薬は用量を調節しやすいので、徐々に下剤を減らしていく際にはおすすめできる薬です。

Q67 用量の調節がしやすい下剤について教えてください

　患者の便秘の状態に応じた用量の設定に際して、下剤それぞれの薬用量を知っておくことが重要です。図は、おもな下剤の薬用量の幅を比較したものです。心地よい排便をするには、糞便中の水分量が60〜80%となるのが最適であると考えられており、これは各々の薬剤がその水分量を得るために必要な薬用量の比較です。

　フェノールフタレイン系薬剤はわずかの増量で下痢便を起こしやすく、正常便を得るための用量の範囲が狭いことがわかります。これに比し、アントラキノン系薬剤は正常便を得るための用量の範囲は広いことがわかります。すなわち、薬用量の範囲が狭ければ用量の調節が難しく、薬用量の範囲が広ければ用量の調節がしやすいと考えられます（A）。

フェノールフタレイン系とアントラキノン系の薬用量比較

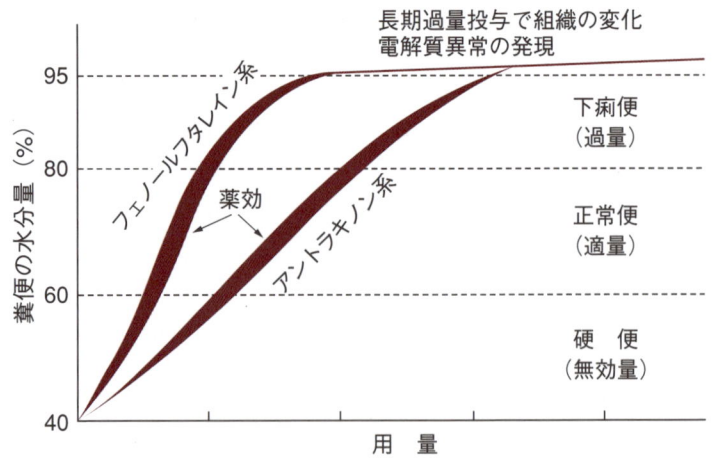

Godding, E.W：Management of Constipation（1972）

また、アントラキノン系のセンノシドとジフェニルメタン系薬剤のビサコジル、ピコスルファートナトリウムを比較したところ、センノシドより、ビサコジル、さらにはピコスルファートナトリウムのほうが薬用量の範囲が広いという結果でした。

ピコスルファートナトリウム, ビサコジル, センノシドの薬用量比較 (ラット)

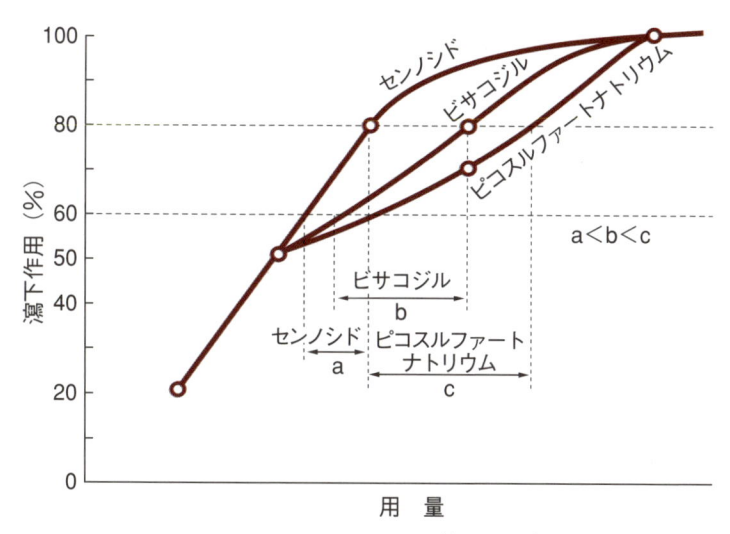

鶴見ほか；応用薬理14,549（1977）

下剤を処方する場合、錠剤1錠で下痢をするような薬剤はその患者に不適当と判断されます。また、1錠から2錠に増やした場合に下痢を起こすような薬剤も、その患者にとって不適当であります。このことは、錠剤、カプセル剤など1単位あたりの主薬含量が少量でかつ薬用量の幅が広いほど微量調節しやすい薬剤ということになります。また、下剤ほど個人によってその効果が異なる薬剤はなく、それゆえに、調節が容易な薬剤ほどより患者に有益な薬剤であると考えられます。

Q68 おもな下剤の注意すべき副作用について教えてください

　　　たかが下剤といっても、それぞれの患者さんにあった下剤を選択する必要があります。
　　　そこで、おもな下剤の注意すべき点をあげます。
　　　小腸刺激性の下剤のヒマシ油は、骨盤器官の充血を起こすので、妊婦には用いてはなりません。また、月経中にも避けたほうがよいとされております。
　　　フェノールフタレイン誘導体は、アレルギー反応の結果として発疹を起こしやすいとの報告もあります。
　　　ジフェニルメタン系は副作用が少ないといわれています。しかしビサコジルの坐薬の長期使用で直腸炎が起こる報告もあります。
　　　アントラキノン系の薬剤は、長期連用により習慣性が生じやすいといわれており、また、メラニン色素沈着を起こすことも大腸ファイバースコープで認められています。また、妊婦に投与した場合、子宮収縮を誘発して流早産危険性があるともいわれており、さらに、授乳婦の投与により乳児に下痢を認めたとの報告もあり、薬剤の母乳移行性も推測されます。このことから、妊産婦には原則禁忌とされています。
　　　塩類下剤に属する硫酸マグネシウムは、腎障害患者では高マグネシウム血症を発現させる恐れがあります。また、硫酸ナトリウムは、血中のナトリウム濃度を上昇させ、心不全などに悪影響を及ぼします。
　　　膨張性下剤（CMC）では、腸管内でコロイド状塊を作るので、腸管の狭窄があるときは腸閉塞を起こす危険があるため、注意が必要です。

Q69 浣腸をあまりやりすぎないようにといわれますが

　便秘が続くと、便中の水分が腸の粘膜からどんどん吸収されて、便はますます固くなり、コルク栓をはめたように肛門の出口をふさいでしまい、便が出にくくなります。このような場合、対処的に行うのが浣腸です。よって、便秘が続いて、どんな下剤を使っても便が出ないときの最後の手段として使われることになります。

　浣腸は一度に便秘を解消することができますが、これは便利だからといって、むやみに用いるのは止めてください。浣腸を繰り返すことにより、直腸の粘膜が過敏になり1日に何度も便意を催したり、その反対に浣腸なくしては排便ができなくなるようなことが起こります。すなわち、正常な排便反射が損なわれることになるからです。あくまでも、浣腸は便がどうしても出ないときの非常手段と考えてください。

6　便秘と食生活

Q70　便秘のときに食物繊維を多く摂ったほうがよいとよくいわれますが、どうしてですか

　食物繊維は、人間の消化酵素では消化されない成分です。糖質、脂質、たんぱく質、ビタミンなどの栄養素は、小腸までの消化器官でほぼ消化・吸収されます。しかし、食物繊維は消化されないまま大腸へと送られて、便の材料になります。
　このような食物繊維の多い食品をたっぷり摂ると、便の量が増え、大腸が刺激されて蠕動運動が高まり、排便がスムーズに行われるようになります。さらに、食物繊維は、健康に役立つ腸内の善玉菌を増やすほか、発癌物質などの体内の有害物質を便に取り込み、早く体外に排出してくれるので、大腸癌の予防にもなります。

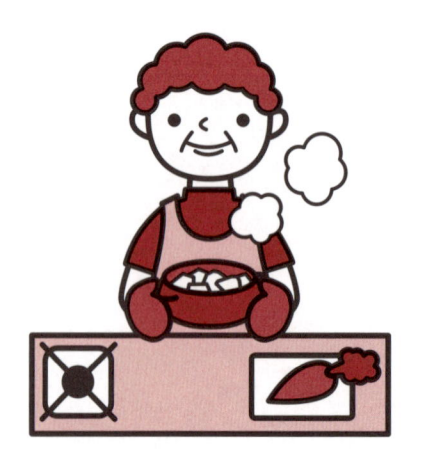

Q71 食物繊維にはどのようなものがありますか

　食物繊維とは、食物中に含まれる成分のうち、消化吸収されない成分すべてを指しています。よって一口に食物繊維といっても、いろいろな種類があります。

　大きく分類すると3つに分けられます。このうち、こんにゃくや海藻などに多く含まれる「水に溶ける繊維」には、とくに腸内の善玉菌を増やす働きがあります。一方、野菜に多く含まれる「水に溶けない繊維」は、水分を多く吸収して便を軟らかくし、便の量を増やす働きに優れています。

　このように、食物繊維は種類によって作用が異なるので、いろいろな食品から多種類の食物繊維を摂ることが必要です。

植物性食品中の繊維

水に溶けない繊維
- セルロース（野菜）
- ヘミセルロース（穀物）
- 不溶性ペクチン（切り干し大根、ごぼう）
- リグニン（ココア、豆類）　　　　　など

水に溶ける繊維
- 可溶性ペクチン（野菜、果物）
- アルギン酸（こんにゃく）
- コラーゲン（果物や海藻）
- グルカン（きのこ）　　　　　　　　など

動物性食品中の繊維

- キチン（えび、かに、いなごの殻）
- コンドロイチン（軟骨、ふかひれ）など

Q72 1日にどのくらいの食物繊維を摂ればよいのですか

　1日に必要な食物繊維の摂取量は、人種によって異なり、日本人の場合は成人で1日あたり20〜25gが目安とされています。おもな食品の食物繊維量は、表をご覧ください。各食品中の食物繊維量を一見すると、目安の量は摂取しているように思われがちですが、日本人の食物繊維摂取量は平均すると必要量をかなり下回っているのが現状です。

　効率よく、たっぷり摂るためにこれらの食品をうまく組み合わせ摂取するよう心がけてください。

　また、寒天やきくらげなどは食物繊維の含有量が大変多いですが、これらは乾物である点を考慮してください。含有量の数字だけでなく、食事として摂る状態を考えて効率よく摂取することが大切です。

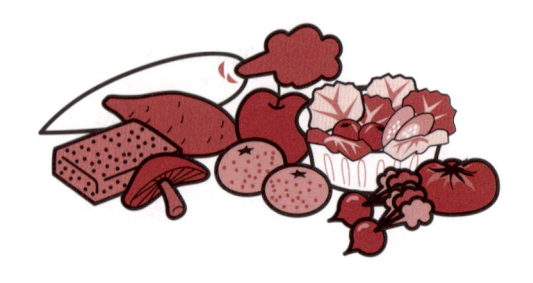

食物繊維の豊富な食品一覧

分類	食品名	可食部100g中の繊維(g)	料理	1回量(g)	繊維(g)
穀物	米（精白米）	0.8	（ごはん1杯120g）	49	0.39
	米（玄米）	3.4	（ごはん1杯120g）	49	1.67
	オートミール	9.3		35	3.26
いも類	じゃがいも	1.1	（肉じゃが）	80	0.88
	山いも	1.0	（山かけ）	90	0.9
	里いも	1.9	（煮つけ）	70	1.33
	さつまいも	1.7	（さつま汁）	60	1.02
豆類	大豆（乾）	17.1	（煮豆）	20	3.42
	あずき（乾）	17.8	（汁粉）	20	3.56
	納豆	6.7		50	3.35
	おから	9.8	（いりうのはな）	40	3.92
野菜	ごぼう	8.5	（きんぴら）	40	3.4
	にんじん	2.4	（きんぴら）	30	0.72
	玉ねぎ	1.4	（ポークカレー）	50	0.7
	大根	1.2	（おでん）	100	1.2
	切り干し大根	20.3	（煮物）	15	3.05
	春菊	3.2	（すき焼き）	30	0.96
	ほうれん草	3.5	（ごまあえ）	70	2.45
	キャベツ	1.9	（ロールキャベツ）	200	3.8
	もやし	3.4	（もやしそば）	50	1.7
	さやいんげん	2.4	（ベーコン巻き）	50	1.2
	さやえんどう	2.3	（野菜炒め）	40	0.92
	ピーマン	2.3	（酢豚）	30	0.69
	きゅうり	0.8	（酢の物）	80	0.64
	トマト	0.7	（サラダ）	50	0.35
	なす	1.8	（焼きなす）	120	2.16
	かぼちゃ	2.3	（煮物）	100	2.3
果物	梨	0.9		100	0.9
	バナナ	1.7		100	1.7
	いちご	1.3		100	1.3
	柿（果肉）	1.6		100	1.6
	りんご（果肉）	1.3		100	1.3
きのこ	しいたけ（干）	42.5	（煮しめ）	4	1.7
	えのきだけ	3.2	（煮びたし）	100	3.2
海藻	ひじき（干）	43.3	（五目煮）	5	2.17
	わかめ（干）	5.6	（酢の物）	4	0.22
	まこんぶ（干）	27.1	（おでん）	3	0.81
	あまのり（干）	29.1		1	0.29

（資料：科学技術庁編「日本食品食物繊維成分表」、平塚秀雄監修「図解便秘の治し方」）

Q73 果物も便秘によいといわれていますが、どうしてですか

　その理由は、果物の甘味成分である果糖にあります。

　果糖は、果物や蜂蜜などに多く含まれている糖の一種です。糖には、大腸に刺激を与えて腸の活動を促し、排便をスムーズにする作用があります。さらには、水分を引き込む作用もあり、便を軟らかくし、出しやすくしてくれます。赤ちゃんの便秘の治療に、果汁や砂糖が使われるのもこのためです。

　また、果物に豊富に含まれているリンゴ酸やクエン酸などの有機酸にも高い効果があります。有機酸には腸を刺激する作用があり、大腸反射を促して便通をよくしてくれるのです。ちなみに酢の物も便秘に効くといわれていますが、これは食用酢が、酢酸、クエン酸、リンゴ酸などの有機酸で構成されているためです。

　便秘を解消するには、便を軟らかくすることも重要です。そのためには水分を摂ることも大切で、果物にはその水分も多く含まれています。

　また、果物のうち、とくにりんごにはペクチンという食物繊維の一種が多く含まれており、これにも便を軟らかくする作用があります。また、このペクチンは、下痢をしているときには水分を吸収して、逆に便を硬くしてくれるため、りんごは便秘にも下痢にも効果を発揮する果物です。

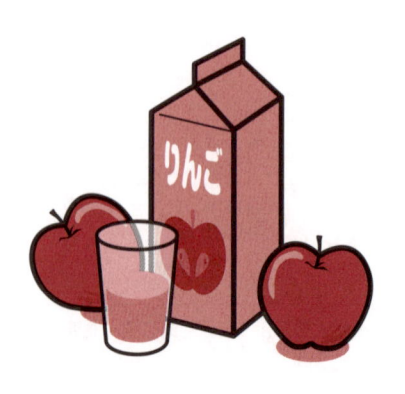

Q74 便秘に対するビタミンの効用について教えてください

　ビタミン E は、老化防止に役立つビタミンといわれていますが、便秘にも効果があるといわれています。便秘患者にビタミン E を投与したところ、70％以上の患者に症状の改善がみられたとの報告があり、便秘予防にも効果があると考えられています。

　ビタミン E の効果の理由はいまだよくわかっていませんが、ビタミン E には末梢血管を拡張する作用があるため、全身の血行がよくなり、腸の血流も増えて、腸の働きが活発になるのではないかと考えられています。また、ビタミン E には自律神経を調節する作用もあるため、交感神経と副交感神経のバランスをとることにより、腸の働きをよくし、便秘解消の効果を発揮するともいわれています。

　ビタミン B_1 も、便秘解消に効果があるといわれています。腸の運動は自律神経が自動調節しているのですが、ビタミン B_1 が欠乏するとこの自動調節の機能が鈍くなり、便秘がちになるといわれています。そのほかにも、ビタミン B 群のパントテン酸も効果があるといわれています。

便秘に効用があるビタミン

ビタミンEを多く含む食品
　　大豆油、アーモンド、たらこ、うなぎの蒲焼、西洋かぼちゃ

ビタミンB_1を多く含む食品
　　強化米、落花生、豚肉、うなぎの蒲焼、かれい

パントテン酸を多く含む食品
　　レバー、納豆、いわし、さけ

Q75 脂肪の便秘に対する効用について教えてください

　脂肪は「太るから」という理由から、とかく敬遠されがちですが、ある程度の脂肪は健康維持のために必要な成分です。とくに便秘の人では、脂肪によって腸内のすべりがよくなり、便通を促す効果があるからです。さらに脂肪に含まれている脂肪酸には、腸を刺激して蠕動運動を高める効果もあります。

　野菜にマヨネーズやドレッシングをかけて食べたり、野菜の天ぷらを食べるなど、これも上手に脂肪を摂る一つの工夫です。

Q76 便秘には少しでも多くの水分摂取をとすすめられますが、どうしてですか

　大腸の機能に、水分の吸収作用があります。

　通常、私たちが食事などで摂取する水分量は1日に約2Lといわれています。これに、唾液（1L）、胃液（2L）、胆汁（1L）、膵液（2L）、十二指腸液（1L）等が加わり、約8〜10L/日の水分量が小腸に流入します。このうち約80〜90％が小腸で吸収され、約1〜2Lが大腸へ運ばれそのほとんどが吸収されてしまい、最終的には、1日にたったの100〜200 mLのみが排泄されることになります。よって、少しでも多くの水分量を摂れば、大腸まで運ばれる水分量が増え、便を軟らかくすることができるのです。

　また、夜間にトイレに行くのがおっくうだからという理由で水分を控える人がいますが、水分不足が原因で便秘になっている人も少なくありません。こまめに水や牛乳を飲んだり、食事の献立にスープや味噌汁を加えるなどの工夫も便秘対策には重要です。

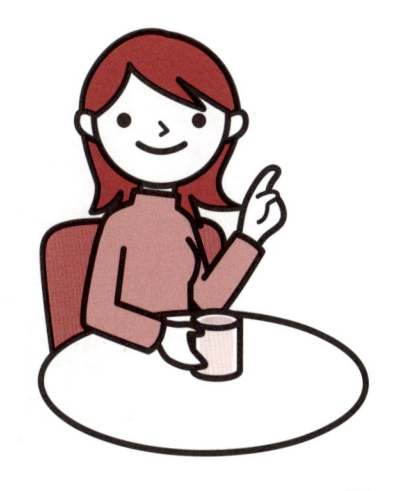

Q77 冷たい牛乳や炭酸飲料が便秘によいと聞きますが、どうしてですか

　牛乳に下剤のような効果があるのは、牛乳に含まれる乳糖の作用によるものです。
　乳糖は、小腸にある乳糖分解酵素（ラクターゼ）によって分解・吸収されます。この乳糖分解酵素によって分解・吸収されなかった乳糖は、そのまま大腸に達し、乳糖菌を増やし、整腸作用を発揮するといわれており、このことから便秘によいといわれています。
　人によっては、牛乳を飲むと下痢状の便がでるかたもいます。この乳糖分解酵素は、生まれてから大人になるにしたがって徐々に少なくなっていくといわれており、また、その酵素の働きが弱かったり、酵素が不足していたりと人によって状況が異なることから、牛乳の効果の具合（便の状態）が変わってくるのです。
　炭酸水、サイダー、コーラなどの炭酸飲料も、大腸の蠕動運動を活発にする効果があります。これは、冷たい刺激と水分補給という効果に加えて、飲み物に含まれる炭酸ガスが胃を刺激して、大腸運動を促すからです。ただし、ガスが留まってお腹が張っていたり、おならが頻繁に出て困っているときは、炭酸飲料を飲むとよけいにひどくなるので避けてください。

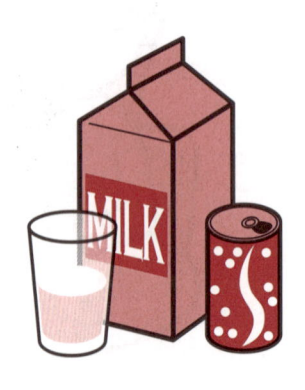

Q78 牛乳を飲めない人は、どうしたらよいのですか

　牛乳を飲むと下痢や腹痛、吐き気などが起きてどうしても飲めない人、すなわちこういう方は牛乳不耐症です。この原因はいろいろありますが、それぞれの症状にあった対策をご紹介します。

＜寒冷刺激によって下痢を起こす人＞
　　牛乳を温めて、少量づつ噛むように飲んだり、料理やデザートに使用します。
＜牛乳アレルギーの人＞
　　代用乳として、大豆製品があります。また、アレルギーの方でも、感作療法といって毎日少しずつ牛乳を飲むことで、アレルギー症状が出なくなって飲めるようになります。
＜乳糖不耐症の人＞
　　小腸粘膜の乳糖分解酵素（ラクターゼ）が欠乏しているために、下痢や腹痛を起こします。次のような方法で摂取すると、飲めるようになります。
　　でん粉、砂糖とあわせて料理やデザートに使います。また、ミルクセーキ、バナナミルク、ミルクティー、プディング、カスタードミルク、グラタン、シチューなどのように、牛乳を果汁やほかの飲み物で割ったり、調理したりして食べます。また、ヨーグルトは、乳酸菌によって牛乳よりも成分分解が進んでいるため、乳糖不耐症の人でも食べられることがあります。

Q79 痙攣性便秘の人は刺激物を避けるようにといわれますが、どうしてですか

　便秘のなかでも痙攣性便秘の場合、腸に刺激を与えるのは、かえって逆効果になります。腸の蠕動運動が弱いために起こる結腸性便秘や直腸性便秘とは逆に、痙攣性便秘は腸が過度に緊張し、蠕動運動が強すぎるために起こります。そのため、腸を刺激するとさらに症状を悪化させてしまいます。

　消化の悪いもの、熱すぎるもの、脂肪の多いもの、腸内で発酵するような食品は、できるだけ避けなければなりません。アルコールや炭酸飲料、香辛料、酸味の強い食品なども腸を刺激するため、なるべく避けたほうがよいものです。食物繊維も消化が悪いものと分類されますが、便の量を増やすためには必要です。ただし、水に溶けない繊維は腸への刺激が強いため、痙攣性便秘の人は、水に溶ける繊維を中心に摂るようにしてください。水に溶ける繊維性食品には、こんにゃく、海藻、りんごがあります。また、消化をよくするために、食べ物を生のまま食べるのはなるべく避け、煮たり茹でたり、やわらかく調理してから食べるよう心がけてください。

Q80 ダイエットをしている場合の便秘対策について教えてください

　ダイエット中の女性では、食生活のほとんどが野菜サラダ、パン・めん類が主で、なかにはお菓子や清涼飲料水だけですませている人も多く、その結果食べる量は、普通の人に比べ極端に少なくなり、栄養面でも問題が多くでてきます。よってこのような食生活を続けていれば、便の材料となる食物のカスも不足し、便秘もますますひどくなってしまいます。

　このような症状に陥った人たちによい食品として、おから、こんにゃく、寒天があります。おからの原料となる大豆は栄養的に申し分のない食べ物であり、食物繊維も多く含んでいます。おからは、豆腐を作るときのしぼりカスですから、繊維を多く含み、かつ低カロリーであり大変適しています。

　また、イモ類には繊維質が多いことがよく知られており、そのなかでもこんにゃくは97％が水分で、それ以外はほとんど繊維であり、しかもノンカロリーです。寒天は、全食品中もっとも繊維質の含有量が多い食品であり、ノンカロリーです。

　ダイエットをする場合、このように低カロリーで、かつ繊維質を多く含む食品をうまく摂取するよう心がけてください。

Q81 不規則な食生活が便秘を促すということをよく聞きますが、その理由を教えてください

　起きがけで食欲がない、食べている時間がない、作るのが面倒、ダイエットをしているなどの理由から、朝食を抜いている人が多くみられます。朝食を抜くことにより、体が本来もっている排便に関わる排便反射システムが機能せず、腸は蠕動運動をすることができなくなります。これが毎日続くことにより、便意を起こす自律神経の働きも鈍くなり、排便のリズムが崩れて、便秘が常習化してしまいます。
　常習性便秘を予防するには、これらを回避することが重要です。規則正しい食生活、とくに朝食をきちんと摂ることがもっとも大切です。もし朝食を摂っても便意が起きないときは、起きがけに冷たい水をコップに2～3杯一気に飲むことをすすめます。この場合は、牛乳ならさらに効果が期待できます。いずれも腸を刺激して、大腸の蠕動運動を活発化させるきっかけを作ります。

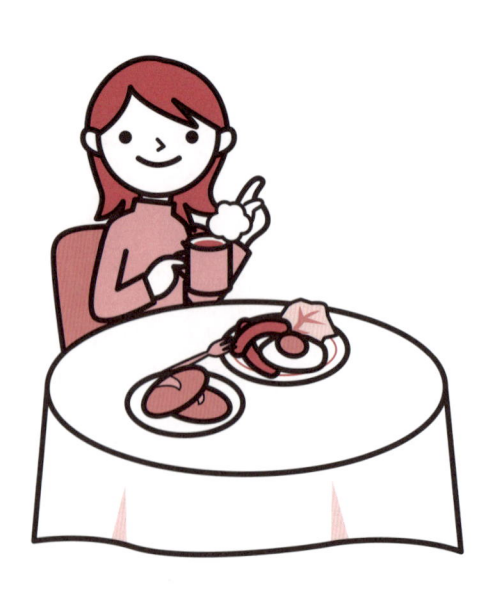

Q82 朝食後、必ずトイレに行くようにといわれますがどうしてですか

　便秘とは、便が大腸内に長時間にわたって滞留し、排便が順調に行われない状態をいいます。通常、胃・結腸反射が、とくに朝食後に強く起こります。よって、せっかく朝食を摂っても、トイレに行きそこねて便意を我慢してしまうと、この胃・結腸反射は消えてしまい、便意も消失してしまいます。便意が起きたら必ずトイレに直行し、もし、そのとき運悪くトイレがふさがっていたら、空くのを待って入るようにしてください。できるだけ排便のリズムを狂わさないよう心がけます。タイミングが少々ずれても、毎朝だいたい決まった時間にトイレに入るようにすれば、その時間がくると便意は自然に起こるようになります。

　規則正しい排便習慣をつけるためには、ゆったりとした朝食時間とトイレタイムを十分とれるよう、習慣づけましょう。

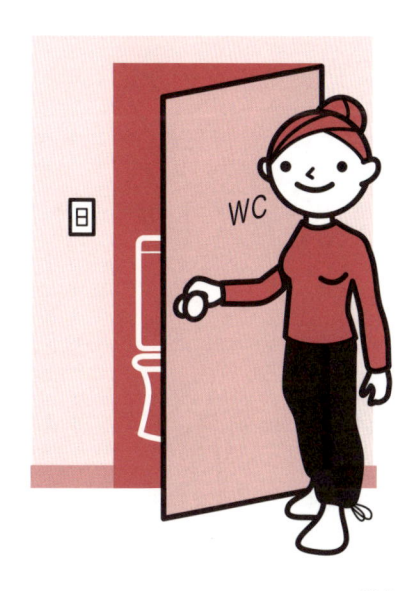

Q83 便意を起こさせるよい方法を教えてください

　起きがけの冷たい水や、朝の空腹時の冷たい牛乳は、胃・結腸反射を促し、大腸の蠕動運動をスタートさせ、便意を起こさせるきっかけとなります。また、牛乳に含まれる乳糖は大腸を刺激して、蠕動運動を引き起こします。赤ちゃんや小さな子供のころは、腸内に乳糖を分解する酵素をもっていますが、成長するにしたがって酵素は減少していきます。そのため、大人が牛乳を飲むと、乳糖は完全に分解されないまま大腸に達し、腸管を刺激して便意を起こさせます。また、冷たい水や牛乳を飲んでも効果がない場合は、炭酸飲料も効果が期待できます。ソーダ水、サイダー、コーラなどの炭酸飲料は腸に冷たい刺激を与えるだけでなく、炭酸ガスが胃・結腸反射を起こさせるともいわれています。

　また、便意を起こさせるうえで、マッサージはとても効果的な方法です。腹部や腰へのマッサージは、直接、大腸への刺激となって、蠕動運動が促されます。マッサージを行う際、あお向けに寝た姿勢で行うと手や指に力が入りやすいので、よりマッサージ効果がアップします。毎朝、寝床で行い習慣をつけることも便意を起こさせる一つの心がけです。

索引

【あ行】

アウエルバッハ神経叢　15, 29
アントラキノン系（下剤）　78
胃・結腸反射　14, 101
一過性便秘　37, 44
ウェルシュ菌　16
器質性便秘　26
膿　22
S状結腸過長症　28
X線検査（注腸）　66
X線検査（腹部）　65
塩類下剤　81
横行結腸　12
おなら　23

【か行】

過敏性腸症候群　42
緩下剤　76
浣腸剤　81, 87
機械的下剤　77, 80
危険な便秘　62
器質性便秘　27, 28
機能性便秘　26
牛乳（寒冷刺激，アレルギー，
　不耐症）　96, 97
果物　92
クローン病による便秘　34
痙攣性便秘　38, 41, 42, 98
外科的治療　73
下剤性結腸症候群　46
下剤の依存状態　83
下剤の作用機序　76
下剤の正しい使い方　82
下剤の副作用　86
下剤の連用　46
血液（便の成分）　22

月経　49
結腸過長症　30
結腸性便秘　38, 40
交感神経（系）　15
向精神薬　52
肛門括約筋　11
高齢（者）　48, 74
鼓腸　23

【さ行】

刺激性下剤　78
刺激物（アルコール，炭酸食品，
　香辛料）　98
湿潤性下剤　80
痔による便秘　36
ジフェニルメタン系（下剤）　79
脂肪（の効用）　94
宿便　56
循環器疾患　53
峻下剤　76
消化・吸収（大腸における）　10
消化器系手術　54
症候性便秘　26
常習性便秘　38
小児の便秘　55
食生活のポイント　70
食物繊維　88, 89, 91
女性　51
自律神経機能検査　68
自律神経系　15
神経支配（大腸の）　15
身体所見（慢性便秘の診断）　60
心理・性格テスト　68
随意筋　11
随意排便　55
水分摂取　95
生活改善のポイント　71

103

精神科　　52
先天性巨大結腸症　　28, 29
蠕動運動　　12
センノシド　　78

【た　行】

ダイエット　　99
大蠕動　　12, 15
大腸憩室による便秘　　32
大腸疾患　　54
大腸の運動　　12
炭酸飲料　　96
腸管癒着による便秘　　33
長期臥床者　　74
腸内細菌　　16, 17, 96
直腸指診　　63
直腸性便秘　　38, 39
特発性巨大結腸症　　28, 31

【な　行】

内視鏡検査　　67
軟化剤　　76
乳糖分解酵素　　96
妊産婦　　75
妊娠　　50
粘液　　22

【は　行】

排便習慣　　55
排便のメカニズム　　9
排便反射　　11
ピコスルファートナトリウム　　79, 85
ビタミン（の効用）　　93
ビフィズス菌　　16, 17
ビリルビン　　20
Hirschsprung症　　28, 29
フェノールフタレイン系（下剤）　　78

不規則な食生活　　100
副交感神経（系）　　15
副作用（下剤の）　　86
婦人病による便秘　　35
不随意筋　　11
不随意排便　　55
振子運動　　12
分節運動　　12
壁在神経　　15
便意　　102
便潜血反応検査　　64
便（正常な）　　18
便の色　　18, 20
便の形状　　18
便の成分　　22
便の組成　　19
便の臭い　　21
便の量　　20
便秘治療の基本的考え方　　69
便秘の定義　　25
便秘の分類　　26
膨張性下剤　　80

【ま　行】

マイスネル神経叢　　15
慢性便秘の診断　　57, 58, 60, 61, 62

【や　行】

薬物性（の）便秘　　26, 45
薬物療法（のポイント）　　72
用量の調節（下剤）　　84

【ら　行】

旅行　　44
臨床検査（慢性便秘の診断）　　61
Romeの基準　　43

便秘をもっと知るために Q&A
2006年3月15日　初刷発行

監　修：平塚秀雄

発　行：ライフサイエンス出版株式会社
　　　　東京都中央区日本橋小舟町 11-7 〒103-0024
　　　　TEL 03-3664-7900 / FAX 03-3664-7734
　　　　http://www.lifescience.co.jp/

印　刷：三報社印刷株式会社

本書の一部，もしくは全部を出版社の承諾を得ずに複写，
複製することは禁じられています。
乱丁，落丁本はお取り替えいたします。
Ⓒ ライフサイエンス出版 2006

JCLS 〈日本著作出版権管理システム委託出版物〉
本書の無断複写は，著作権法上での例外を除き禁じられ
ています。複写される場合は，そのつど事前に㈳日本著
作出版権管理システム (TEL：03-3817-5670) の許諾を
得てください。